STRONG & LEAN

9-Minute Daily Workouts to Build Your Best Body:
No Equipment, Anywhere, Anytime
/ Mark Lauren and Joshua Clark

你的身體就是最好的健身房

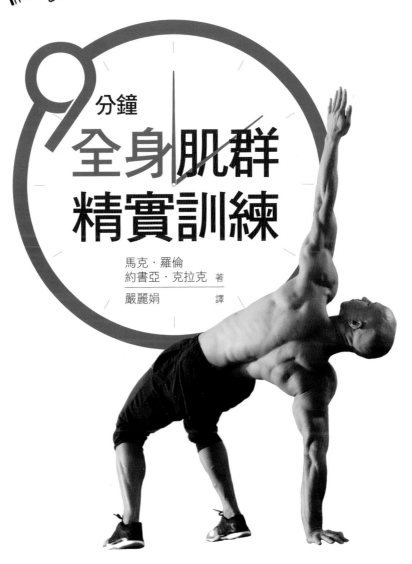

9分鐘

全身肌群
精實訓練

馬克・羅倫
約書亞・克拉克　著

嚴麗娟　譯

獻給我們的經紀人史蒂夫‧羅斯（Steve Ross）。
這是一趟驚奇連連的全球旅程，我們想像不出能有比他更好的嚮導。

目錄

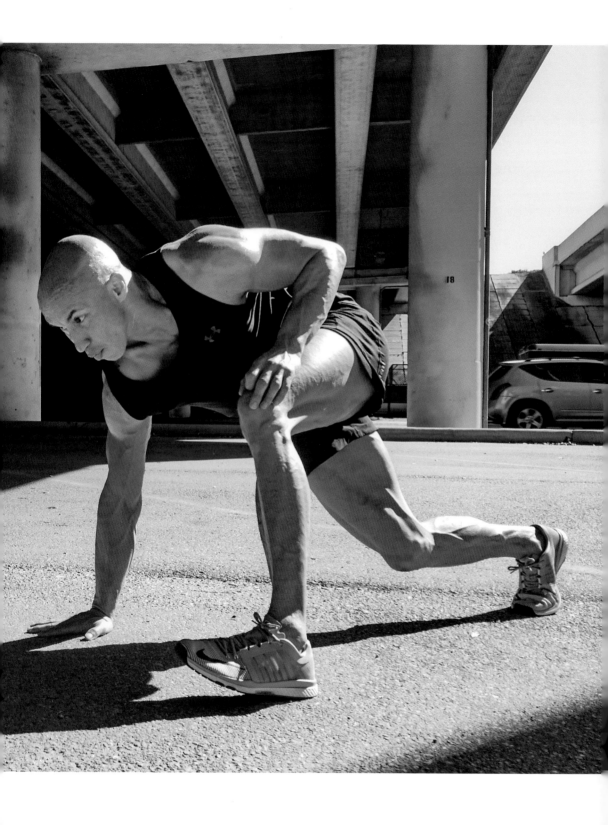

打造你最好的身體

要擁有運動員的身體，你已經掌握了最直接的途徑，每個星期只會用掉你
0.3% 的時間。

　　道理很簡單：只鍛鍊對生存來說最重要的動作，就能擁有最完美的體
型。其他的教練和作者甚至不知道有這樣的動作。

　　所以，我要跟你分享我窮盡一生找到的結果：獲得最佳體態的公式。
很可惜，知道的人少之又少。但是，健身產業當然不希望顧客知道達成目
標的方法很簡單，好讓你離不開他們的健身房、器材，以及其他複雜到沒
有必要卻能賺錢的風潮。

　　STRONG & LEAN 已經證實增肌效果超越舉重，燃燒的脂肪超過有氧，
也能以更安全的方式打造出更有魅力的體格。看了這本書以後，你只需要
一項健身器材：你的身體。

　　我很榮幸我寫了第一本暢銷的徒手訓練健身書，《你的身體就是最好
的健身房》，它是第一本根據軍事訓練計畫所寫的大眾健身書，而且就我所
知，也率先摒棄了單調、費時、耗能、無效的有氧運動。《你的身體就是最
好的健身房》到現在仍是歷久彌新的參考書，涵蓋了身體組成、動力及營
養學。書中有 125 種動作變化，家裡的任何房間都可以是你的全方位健身
房。

　　STRONG & LEAN 又不一樣了。《你的身體就是最好的健身房》可說是
「徒手訓練的百科全書」，而 STRONG & LEAN 則把我一生的成果簡化成一套
設計簡單的方案，去掉不確定的地方。《你的身體就是最好的健身房》教你
怎麼訓練單一肌群，但在這本書裡，我細心設計了新的動作，每一種都能
強化全身的肌肉。

　　STRONG & LEAN 將西方最先進的運動科學套用到東方世界的智慧，搭

配三十年來無人可比的經驗，因此，一個星期只需要投入幾天的時間，而且每天只要9分鐘。這絕對是市面上首見的方案，時間短、衝擊低，全方位有條理地涵蓋所有肌群、關節功能及運動技能，讓你變得強壯，還能保持強壯、精實、健康、活動力強，而且不會受傷。

打造出十億個好看的身體：不可能的任務？

已經有數百萬人用《你的身體就是最好的健身房》裡面的運動，打造出自己想要的身體。能達到十億人嗎？為什麼有這麼多人無法得到理想的體型呢？

有兩個理由：

1. 運動的人：

每個人都想變得更精實、更強壯，但是他們的目標一直看起來遙不可及。為什麼？因為大多數教練和作者都不明白力量真正的意思是什麼，也不了解在打造最精實的身體時怎麼培養出力量。

2. 不運動的人：

久坐的生活型態及營養不足帶來健康危機，導致數百萬人過得很悲慘，還有可能早逝。每個人都知道保持適當的運動習慣對身體有益；你會變得更健康、更強壯、更結實、睡得更好、活得更久、體力變佳且性慾增強。那麼，為什麼很多人不運動？

我們做了一項調查，就問這個問題。我們調查了來自美國五十州的一千人，問他們為什麼不運動。排名第一的答案是什麼？你或許也猜得到：他們說，沒有時間。

《你的身體就是最好的健身房》已經登上十多國的暢銷排行榜，我同時開始一項全球性的任務，就連我也覺得做不到：

我能不能開發出一套終極方案，用最少的時間帶來眾人需要的結果？

我的旅程

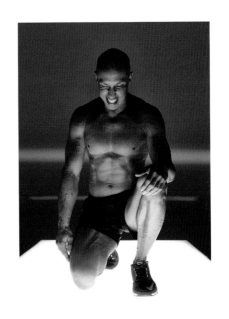

我跟很多人一樣，嘗試過很多沒有用的方法。我這輩子都在努力把自己逼到極限，想找出最佳體態的公式。還不到九歲，每天就在臥房地板上做六百次仰臥起坐。上高中的時候，我參加了健美比賽。二十歲前，我變成一個健身控，鍛鍊出不合宜的比例，誤把肌肉大小當成真正的能力和力量。我明白，應該過不了多久，身體就會有慢性損傷，變得更衰弱。我親眼看到練健美的人甚至連路都走不好。所以在混合健身（Crossfit）還不是很流行的時候，就開始每個星期練好幾個小時。那時候，我星期天不健身，跟一些完全不健身的朋友打球，你猜得到球賽的結果嗎？他們讓我輸慘了！[1] 我真的不敢相信。努力都白費了。我氣壞了，我的運動居然沒效率到這種程度。但是，還有更糟的。

我曾在空軍服役，後來加入了特種部隊，一直很驕傲自己的忍痛能力很強，能讓身體超越人類的極限。我是美國軍隊潛泳紀錄的保持者，撐了兩分鐘二十三秒，直到在水中失去知覺。特種部隊課程的目的就是要讓參與者精疲力竭。但是直我察覺到多不一定好之後，才得到更好的成績。因為超出需要的運動量，只會延長修復的時間，增加受傷的風險。

麥科德空軍基地（McChord AFB）位於華盛頓州的塔科馬，我參加過那裡的特殊戰術二十二中隊的銀隊，然後擔任近一千名特種部隊菁英戰士的健身教練，涵蓋海豹突擊隊、遊騎兵、綠扁帽、武裝偵查部隊及空軍突擊隊，他們多半要承接最危險的任務。我的士兵都變成我的英雄。有些人獲

---

1. 混合健身跟大多數的健身方案一樣，需要肌肉的適應，但不會讓你在其他的運動上表現更好，因為過頭蹲舉、仰臥推舉，或計時的引體向上都不是提升日常運動表現的鍛鍊方法。運動員的身體、能力最強的身體通常是比例最好、外觀最好看的體型，但這些方案會造成生理不平衡，讓我練不出那樣的體格。

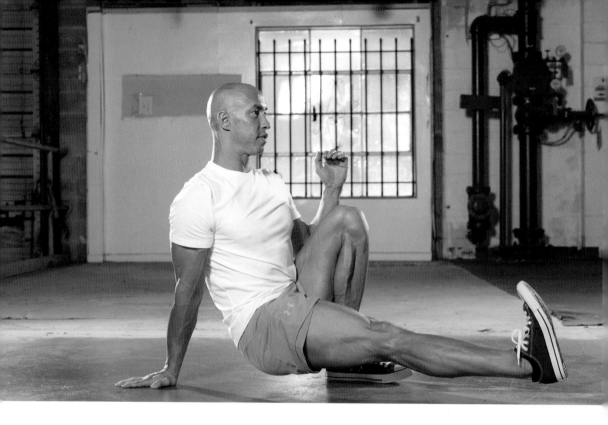

頒銀星勳章。他們變成美國文明中身材最精壯的人。鍛鍊不是他們賴以為生的方式，而是他們（和我們）的生命。

我開發出一套純徒手訓練的方法，方法經過不斷演化。我帶的中隊在野外會做這套徒手訓練，即使有健身器材，也依然偏好徒手。有一次，我們真把價值幾十萬美金的運動器材拿去丟掉，只為了空出更多地面。因為你的手臂天生就能推拉你的體重，不需要坐在有軟墊的凳子上抓住機器上的把手或金屬槓。我的意思是，睡覺時當然可以躺在柔軟的平面上。開車時，或打電腦和看電視時，當然也可以坐在有軟墊的座椅上。但我們發覺，做真正的鍛鍊時，絕對不應該墊著軟軟的東西。

《你的身體就是最好的健身房》把我的這套系統介紹給一般人，125 種針對單一身體部位的運動，把你家的客廳、臥室、書房、車庫、院子等地變成一座健身房，不需要器材，而是用世界上最有效率的健身設備：你自己的身體。

從軍中的教練變成全球知名的暢銷書作者，這段旅程可說是夢想成

真。得到數十萬計的社群媒體訂閱用戶實時回應，感覺真的很棒。我曾經訓練過數千人、認證數百名教練，也訓練過教練的教練。在菁英訓練及運動科學的最前端，我跟其他人一起坐在前排的位置。除了學過的科學和做過的研究，人生的經驗給我最多的靈感：從杜拜到寮國、從阿富汗到波特蘭，在寒冷黑暗的俄羅斯冬天到莫斯科的紅場做俯衝伏地挺身，到北京的中國奧運訓練中心指導教練。

我累積了很多碎片，它們屬於一個巨大的健身拼圖。但拼不起來，就是碎片。一團混亂，複雜到無用的地步。我的合作對象有很多高階的體能教練，他們提供不少很棒的資訊。但難以置信的是，似乎沒有人能夠提取出變得強壯精實的真實代價，濃縮出簡單且無所不包的方案，一看就懂，而且容易運用。

我必須回到在軍隊裡規劃任務的方法：

從目的開始，然後往回走，找到能最有效率達成目標的策略。

目標：打造出最完美體型

第1步

最完美的體型看起來到底是什麼模樣？

我們發現，**能力最強的身體最好看**。因為在演化過程中，我們最喜歡的對象不僅有生存能力，還能保護跟照顧我們。因此，最實用的方案能給人最理想的體型。舉重鮮少能鍛鍊出最性感的體態，在健身房裡，表現很重要，但出了健身房就不實用了。透過非常實用的訓練增加肌肉量，你的身體展現出一種自我主宰，進而能夠主宰環境，那就是人類生存和繁殖所需的能力。

如果有人用氣球造橋，你在開車駛過前，或許會注意到橋有點不對勁。打造最理想的體型就像造一座橋。你的身體部位完美排列，能讓你安然承受日復一日的壓力，得到長期健全和真正的力量。了解真正運動能力和力量的基本原理，並加以應用，我們才能建立支持自己的結構，不僅讓我們生存，生活和外表也會優於一般人。相反的，把大肌肉誤認為有用的

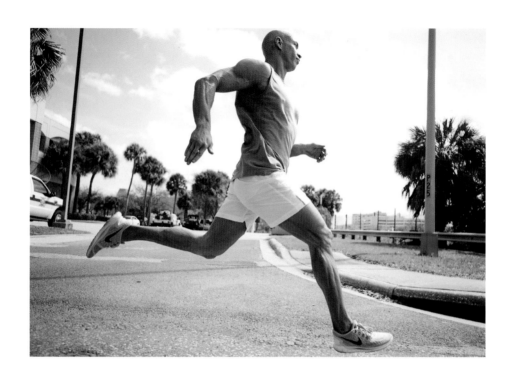

運動能力，就像花很長的時間造出一座只求美觀的橋梁。只要有人一走上去，橋就塌了。真的，不誇張。你要試試看嗎？把健身房裡肌肉最大的人拉出去散步，走長長的一段路。他們很有可能走不完全程。

即使你就愛不成比例的大肌肉和不佳的姿勢，最好也有必須靠類固醇的心理準備。在舉重界，已經有很多人用類固醇，甚至到了濫用的地步，你們沒想到吧。很可悲的是，美國健身房裡那些巨巨幾乎都使用類固醇。在一九八〇年代和一九九〇年代，注射了類固醇的動作片英雄都拍電影賺了大錢，但是過了那段時間，精實的身材又成為主流。在類固醇和「健美」出現前，精實的身材在人類歷史中已經流行了十萬年。

社會大眾再一次愛上運動員體型的對稱和比例。時尚、電影和一貫的民意調查結果顯示，每個人都想要（也希望伴侶是）運動員的體型，強壯、精實、靈活，出了健身房、在運動場上和現實生活中都很實用。

因此，你覺得哪一種運動員的體格最棒？

我覺得是美式足球的跑衛、接球手、英式橄欖球的選手、芭蕾舞者和

奧運的短跑選手。

他們有什麼共同點？

從 A 點移到 B 點，他們的速度真的很快。

所以，要快速移動，需要什麼技巧？

第 2 步

要擁有最理想的體型，需要什麼技能？

真正的力量和能力可以歸納成一個詞：

「移位動作」：從一個地方移到另一個地方的技能
同義詞：移動‧行進‧活動‧前進‧行動

移位動作是我們在嬰兒時期最早學會的事，也是在我們變老後（或舉太多重量後）最先失去的能力。邁步、行走、跑步、短跑、爬高、擊打、投擲、猛擊、踢腿、投球、揮棒或從地上起來，都是移位動作。

移位動作是最重要的功能。因為比起其他功能，移位動作會讓你更靈活。這是我們最常用的技能，也是生存和健康不可或缺的技能，因此能製造出我們最想要的體型。和其他東西相比，移位動作對生活和外觀的影響最巨大。

第 3 步

要怎麼改善移位動作？

怎麼改進已經養成的技能，培養出好看的體型？

了解人體如何吸收、轉移和產生力量，從一個位置移到另一個，不浪費力氣，就可以了。

我花了二十年時間，從運動員及他們的教練身上研究移位動作，觀察不同文化的人如何移動，以及在求生時應用學到的技巧（例如在特種部隊擔任教練的時候，此外我也是專業的拳擊手）。每踏出一步，我就會問，**為**

了表現突出，到底要移動什麼身體部位？應該用什麼方法移動？

　　我發覺，如果關節在中間（排列在中立位置），要怎麼動就怎麼動，可以培養出最強的力量。大多數力量訓練的做法沒考慮到這一點，因此損失了不少關節功能。舉例來說，熱愛深蹲的人常有髖關節無法內旋的問題。太愛做臥推會造成肩膀僵硬，頭部也會往前傾。用到的肌肉張力會增加，讓身體部位適應艱難的重複動作，讓你的關節卡在極端的活動範圍，其他地方也失去理想的排列。很多高難度的徒手訓練如果沒好好平衡，也有一樣的結果。

　　運動科學已經眾說紛紜，我不想再增加複雜度。我想把移位動作縮減到最單純的本質。我擬定了基本的策略，要改進人類的動作。

　　2018 年，我在瑞士的蘇黎世首度公開我的策略：以中立排列的脊椎為中心，用協調的方式移動髖關節和肩膀，讓重量從這一邊移到那一邊，鍛鍊出最強壯、最精實的身體。

我要教你擅長這件事：

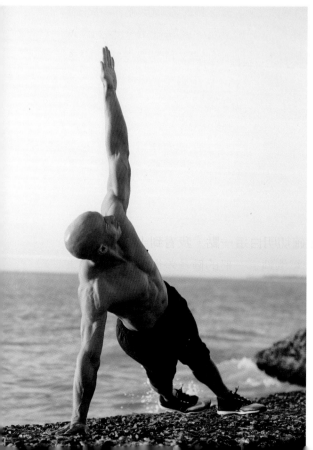

而不是這件事：

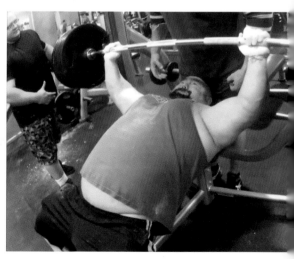

怎樣在最短的時間內改善移位動作？

方法就是簡化。就是這個方案的奧祕。

為什麼不說實話

在一個已經太忙碌、太複雜的世界裡，我看到健身潮流變得越來越複雜，但社會大眾的體型卻越來越差。現代的運動風潮大多難度太高。為什麼？因為發明的人不知道真實的需求，想用全然的強度和厚厚的書掩蓋自己的無知（可能要人運動很長的時間，或寫一本三百頁的書）。就像搭上直昇機，敵軍一直對著你開火，但你看不到躲在地面上的敵人，便用 .50 口徑機槍到處掃射：亂槍打鳥！

「亂槍打鳥」——噠咯噠噠噠噠——健身用這種方法超級沒效率。很多人為了健身，付出了金錢、時間和精力，卻沒有達到目標。我覺得健身產業的人其實也不在乎。

他們告訴學員，要訓練單一肌群，計算熱量，藉此賺錢。就算同時鍛鍊到各個部位的肌肉也無法改善真實生活中的表現，或許還帶來相反的效果。健身產業的人就希望大家達不到目標，也不希望我們改變想法，才會繼續付出時間跟金錢。

跟其他的健身「專家」不一樣，我不想用複雜的方法讓大家受苦。相反的，設定正確的目標，以事半功倍的方法，打磨出絕對是最輕鬆、最簡單的解決方案，以能夠承受的方式盡快達成真正而持久的健康，同時擁有好看的外表。

去做，才能做得好

在泰國接受拳擊訓練時，我才確切明白這一點。我看到十多歲的泰國拳擊手把更魁梧、「更強壯」的人一擊倒地。一般的健身差得遠了！舉例來說，一個 16 歲的孩子準備上場大展身手時，他的教練會讓他輪流跟我和另外三名外國人對打。在泰拳比賽中，你可以做有限度的扭打，插進所謂的「纏抱」。每次他把我們其中一個打倒在地，就有下一個外國人跳進場內。

贏家向來不休息。但我們一直打不倒他。一般人在拳擊賽中不到 30 秒就昏過去了，這孩子卻在臺上待了 45 分鐘，而我們氣喘吁吁，輪流上場。我們這幾個人都比他重至少 30 磅。但他臥推的重量甚至不到自己的體重，真是不可思議！

這些泰拳選手可以站在我面前，直接用小腿攻擊我的脖子。但是做靜態伸展時（也只有外國人會做），他們連自己的腳趾頭都碰不到！我真的想不透。

我發覺，做彎舉跟爬台階機都不能讓我在泰拳比賽中表現出色。相反的，我練習泰拳，才變成專業的泰拳冠軍。夠明白了吧？大眾把健身房裡的力量跟真實生活和真實運動中的表現（經過演化過程後，我們覺得很有魅力的實際能力）劃上等號，但這只是行銷炒作，一點意義也沒有。

最有效的鍛鍊方式，就是反覆練習你的鍛鍊目標。[2]

第 5 步
如何成為生活上的冠軍？

那麼，要怎麼變成不只會泰拳、會臥推、會跑步，而能像運動員一樣保持畢生的運動能力？

年輕時我加入了特種部隊，要準備好隨時都能接下各種類型的任務和適應環境。在訓練的週期中，我們可能會到一萬兩千英尺的高空，從飛機尾部跳出來，穿著 130 磅的裝備，戴著夜視鏡，跳傘追逐剛從飛機上丟出來的哈雷機車（綁在拖板上，也綁了降落傘）。我們一落地就要練習機場奪控。隔天，可能要跳下夏威夷的海岸。同一個星期，又要爬到雷尼爾峰（Mount Rainier）的頂點。我們要準備好面對各種情況。

但如果我只專注於一個技能，其他的很快就退步了。如果一直跑步，力量會變小。如果只做力量訓練，我就跑不快游不遠。如果想一次做所有

---

2. 因此，使用健身器材只會讓你善於使用器材，效用不強。曾有幾次，我誤以為客戶身有殘疾。後來才發現，他們其實是教練，但只用健身器材鍛鍊。器材會造成學習障礙，因為它們會限制你的活動選擇，進而削弱協調能力。新奇的裝置無法把你的身體訓練成團結的整體，離開了健身房，你只剩下無效的運動模式。

的事情，沒有一項能達到高標準，因為它們會彼此抵觸，時間也有限。

特種部隊想克服這個問題，就為新學員提高了難度，所以為了適應，他們一定要協調全身的力量，用聰明的方法解決問題，常常要靠著純粹的意志力來達成目標。換句話說，受訓學員面對的挑戰是刻意製造效率低下，以幫他們培養出解決問題的技能，隨時隨地都能派上用場。很有效，但耗損很高。這種壓力看似不必要，對真的很重要的行動任務也沒有直接效益，只有少數人能應對。

跳傘救難及作戰控制培訓是軍隊中最艱難的一項選拔課程，結束後第一次綁上 60 磅的傘包，我立刻得到了教訓。前一個星期，我才打破了潛水的紀錄，靠一口氣潛到水下 133 公尺的地方。不論以什麼標準來看，我的狀況都超乎常人，但我從來沒有練過負重行進。我覺得馬上被重重打了一巴掌。每次在選拔中，我都輕鬆超越所有人，可是一負重，我就跟不上。要背著裝備從 A 點到 B 點，我受過的訓練幾乎都幫不上忙。所以，移位動作真的很重要。

這個環境讓我深深覺得一定要立刻簡化和縮減，把注意力集中在要點上，用最輕鬆的方式來解決問題。負責體能訓練時，我很努力地簡化訓練內容，而且也要用更有智慧的方法。得到上面的教訓，我也有方法應對健身產業的複雜性跟胡說八道。

所以，如果認真做某件事才能做得更好，那要如何設計運動方案才能有效幫助大家面對各種狀況？功能性訓練的這個謎團一直都沒有人解答。

答案：獨立出移位動作確切需要的特定原理，只做相關的訓練。意思是每天只要幾分鐘，你就能改進各方面的表現。

但是，怎麼把價值數十億美元的複雜運動科學簡化到這些基本原理呢？

不經意的發現

那時我在印尼受訓，同時規劃接下來的徒手訓練課程，是為德國物理治療師開的必修課，位於科隆體育大學的拉尼婭皇后復健中心（Queen Rania Rehabilitation Center）是一所頗具規模和威望的診所，他們的主任也跟我聯繫。幾個月後到了德國，我跟主任共進午餐，也約了她的上司。很多同類的機構也來找我。我一直想幫助其他專業人士，進而從他們和他們的運動

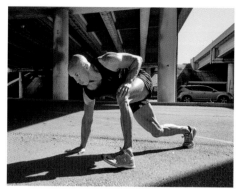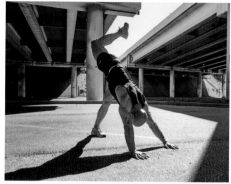

員身上學習。但他們的想法很不一樣。

　　他們邀請我去參觀治療腦性麻痺孩童的中心。我也立刻聽說，這是世界上數一數二的診所，對治療永久動作障礙的孩童很有一套。很多小孩完全動不了。他們日復一日，花一整天的時間接受知名治療師的訓練。這些孩子得到的照護及科技令我嘖嘖稱奇。參觀到一半，我們停下腳步，看著一名叫法比安的男孩掛在怪異複雜、像科幻電影中的機器上，他無法自行行走，只能靠著這台機器走路。

　　我問：「他能從地上起來嗎？」

　　主任搖搖頭。

　　那麼，不如把這個孩子放上飛行機器吧。我當然沒有把這句話說出口。但是，那就像用機器強迫你的手寫出微積分公式，而你連一加一是多少都不知道。

　　第二天，他們讓我跟九歲的法比安相處了一個小時。他看了一眼我的黑色健身短褲，問我說，「今天又要做腿推嗎？」

　　對，這個小孩連路都不能走，居然要在這裡做腿推。他看起來也不太情願。我立刻聯想到，頂尖的運動員也有這種趨勢：很多人被指責，說他們不注重力量和體能訓練。他們天生就明白自己需要什麼，跟不需要什麼，把所有的精力放在運動場上，因為把注意力集中在訓練目標上才是最重要的。很多偉大的運動員之所以偉大，並不是因為他們的力量和體能訓練，而是因為他們不管這些事情。

　　我把法比安抱到訓練地墊上，讓他側躺著蜷起身子，膝蓋相疊，並盡量靠近胸口。一開始的時候，他沒辦法把上面的膝蓋抬離下面的膝蓋，這需要

髖關節外旋。但他很聰明，也很有動力。我們一直練習，直到他能快速打開腿，實實在在地抵抗我壓在他膝蓋上的力量。用躺姿鍛鍊其他單一關節功能後，我讓他滾動。我們練習了一個又一個動作，讓他能從俯臥轉移到四足跪姿。我教他怎麼轉移重心，把腿放到下面，慢慢移到完整的四足跪姿。過了一個小時，我看著法比安自己站了起來，有生以來第一次站立。

我強忍淚水，想表現得很專業。法比安眼中沒有淚水，但滿是驚奇。

我發覺，或許，要解開健身的謎團，答案就在眼前。因為就是這樣：把功能性力量訓練的科學複雜度簡化成最基本的本質。剜除所有不需要的東西，我相信移位動作有共通點，去練習就對了。全世界的人都說那個男孩站不起來，但我看到他站起來了。

第6步
最複雜的問題，最簡單的解法

幫助像法比安這樣的孩子真的太棒了。他們有機警的頭腦，跟強大的意志力。他們知道自己的夢想，知道想怎麼移動身體。但沒有人告訴他們該怎麼做。到了下個月，我又搭飛機去德國，在診所待了比較長的時間，為那裡的孩子設計了一套方案。我一再親眼看到這些小孩不想做傳統的力量訓練，卻很喜歡練習我教他們的動作。因為他們憑直覺就知道，他們需要做這些動作。因為立即就能看到成果，所以他們會認真練習。克服了新的姿勢，他們的反應就像第一次翻身成功的嬰兒，從新的角度看到了世界。

太諷刺了，腦性麻痺的孩童以最快最輕鬆的方式達成最好的運動表現，驗證了我的方法。

但我也想在另一個極端的對象身上測試我的方法。因此，我前往安養中心，跟長者合作。科隆的孩子從沒學過基本的運動技能，而這些長者已經失去了運動技能。因此，他們的生活品質快速下降。我去了波特蘭的一家安養中心，住民拿著粉紅色的小啞鈴，在游泳池裡做有氧運動，我所謂的「亂槍打鳥」。教練帶的動作跟他們的實際需求完全無關，只能減緩運動技能的退化。時光一去永不回，不是嗎？

要從躺姿轉換到站姿，我相信一定有一種精確的動作，做這個動作並不

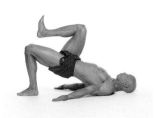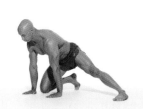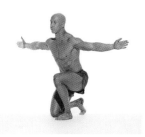

斷進步。我訓練一位八十四歲的女性站起來走路，拋下拿了二十年的拐杖。

我發覺，如果能教這些人做出之前以為不可能的動作，套用同樣的方法論，平常人也能變成運動員。不久之後，我就開始實驗。因為一般人的學習曲線會比較平緩，也有更強的潛能。

祕密

我教給法比安的動作，就是他要站起來的每一個步驟。然後，我用他需要的動作來設計訓練內容。然後，我教他怎麼把簡單的動作合成更複雜的動作，例如翻身、換成爬行姿勢、然後跪著，最後站起身來。

我發現，這就是打造理想體型的方法：鍛鍊的動作要能確切複製運動員高效率移動的方式，然後把動作串成完美的漸進過程。

在英文裡，我們會把字母結合起來，組成字詞，再用字詞組成句子。因此，我們也應該把單一關節的功能組合成全身的動作。但這樣還不夠。就像句子組合起來，會形成語言，本書的訓練也把這些全身練習融合成動感的流動動作，以最有效的方式幫你變得精實強壯。

相反的，用臥推爆出血管，或在跑步機上累個半死，只是徒勞無功。這些分解動作就像不斷覆誦字母，念了一次又一次。

很明顯的，大多數人尚未碰到長者經歷的障礙。因此，本書介紹的動作會更複雜、更動感，跟我在復健中心使用的動作比起來，需要更多力量，也會增長力量。但我們運用的原則一樣，同樣能產生驚人的結果。讀者們，你們有無限可能。

為什麼要做力量訓練，而不做有氧

同樣的，看看人類演化的過程。慢跑跟舉重一樣，並不是真正的運動能力。穴居人跟非穴居人的想法一樣，都想要能爬高、短跑、追蹤、打獵、擊打的伴侶，對著能吃的東西投射長矛。他們希望能跟這樣的人傳宗接代。「穩定狀態的有氧運動」或跑步根本不在考慮範圍內。因此，大多數跑者並沒有很棒的體型。

要降低體脂肪，就要找回你的肌肉，才能找回年輕時代的新陳代謝。肌肉是人體新陳代謝率最高的組織：不論男女，每一磅肌肉每天都消耗 50 到 100 大卡。增加 5 磅肌肉，一個月能燃燒多達 15000 大卡，等於燒掉兩磅脂肪。肌肉質量增加，不需要那麼在意計算熱量和選擇食物也能減重。運動除了能增加肌肉，新陳代謝也會受到影響，在睡夢中也一樣！

但是，在跑步機上拖著腳前進，可能要過了 45 分鐘，機器才顯示你燃燒了 300 大卡。話說回來，男性在靜止狀態下，每小時會燃燒 140 大卡。同樣的時間如果拿去午睡，跑步機事實上只多消耗了 160 大卡。有氧運動會讓你胃口大開，抵銷掉更多實際消耗的卡路里。

跑步、騎腳踏車或上階梯有氧課的時候，多半不會因為肌肉耐力或心血管耐力而變得更容易，而是因為你的身體在做那樣的特定動作時效率比較高。同樣的，要有進步，就要練習。自行車騎士如果好幾年沒有跑步，一跑就會氣喘吁吁，這就是其中的道理。要反覆完成相對來說比較簡單的動作，身體其實不需要額外的肌肉。所以，身體適應後，其實會燃燒肌肉。

因此，持續做有氧運動，更有可能消耗掉 5 磅的肌肉。意思是，你的身體每天消耗的熱量也會減少 250 大卡。跑步的效率逐漸提高之後，你在跑步機上燃燒的 160 大卡會降低成大約 100 大卡。

算算看吧：每天做有氧運動時，比靜止的新陳代謝狀態多燃燒 100 大卡。有氧運動造成肌肉流失，燃燒的熱量又減少 250 大卡。氣喘吁吁運動了半天，你現在反而少燃燒了 150 大卡。

老實說，我寧可在車陣裡塞一個小時，也不想把這個小時花在橢圓機的「燃脂區」。我的方案每天都有變化，每個星期都不一樣。播放你喜歡的音樂，在你覺得最開心的地方運動。

表現＝效率

如果你想要減脂，為了燃燒熱量而運動會非常沒有效率。在跑步機上運動一小時，吃一片麵包就抵銷了。因此，不如吃少一點，減重效率更好。然後用我的 STRONG & LEAN 訓練方案來積聚力量和速度。即使在睡夢中，也能燃燒更多的熱量。如果你還是很在意有氧運動的效果，我的 9 分鐘方案也能提供這方面的效益。

能看得到效果，就繼續保持，其他的就不用做了。把鍛鍊精簡成最基本的徒手訓練動作，可以把時間成本和花費降到最低，同時提升報酬。跟專業的運動員一樣，練習生存必要的動作，你可以達成最大的肌力和最精實的體態。

更有魅力，更安全

功能性最高的訓練能產生眾人最想要的體型（這是演化的結果）並非偶然，而最具功能性的訓練碰巧也最安全。在幾個星期內，學生原來的膝蓋、髖關節、肩膀和脖子的疼痛問題都消失了。

我們的身體基本上就是一束垂直堆疊的棍子（骨頭）。居然能立起來，很神奇！想像你的身體是一座很高的無線電塔，用連到地上的電纜支撐。所有的電纜都比例完美，繃得緊緊，這座塔就能挺直站好。但如果有一條纜線不穩定，跟其他的不協調，這座塔就會傾倒。身體碰到這種情況時，大腦會送出疼痛信號（膝蓋、背部、髖關節、脖子、肩膀等部位），姿勢就會走樣。發展出更瘋狂的鍛鍊機器和程序並不是關鍵，而是要有一套方案，真的能強化及整合所有的「纜線」。

你的身體就跟其他的結構一樣。每個部位都排在最理想的位置，這個結構就有能力抵抗壓力。我花了好幾年的時間，才把這個道理化繁為簡。因為，人體的排列不像高塔或建築物一樣，是靜態的結構，而是有流動性，經常在改變。

動機？

我一向不太懂怎麼去激發動機。身為特種部隊的守門人，我的工作是逼人走，而不是提供動機。為了增加畢業生的人數，我們試過減少引體向上、伏地挺身、仰臥起坐和跑步的訓練量，但數目並未提升。不論是在軍隊還是在平民的生活中，我一再看到，能做得到的人就會做得到。你會每天花 9 分鐘的時間，就能讓自己變得精實強壯，而不會做的人就是不會做。不論我說什麼，都無法改變你的動機。

相反的，結果會給你動力。行為得到報酬後，就會一直重複，尤其是成本不高的時候。

其他的健身方案可能要你爬上山頭才能看到結果，你的訓練量遠超過你的需要。考慮到一般健身方案需要的金錢和時間，到最後大多數人潛意識中會決定這些成本跟收穫相比之下實在太高了，就放棄運動。

你能在這本書裡看到我花了一生的時間提煉出來的結果，讓你在最短的時間內得到最有意義的報償，不會浪費精力，也因此產生真正的動力。

障礙

大家不運動的三個主要原因：

1. 我沒有時間。

2. 我不想花錢買設備或加入健身房。

3. 我沒有足夠的空間。

STRONG & LEAN 會把你的藉口一掃而空。

每個人應該都擠得出 9 分鐘吧。我認識一位卡車司機，他每天到了休息站把車停好，就拿出睡墊攤在地上，開始運動，十分鐘後就可以走了。每個星期只要做幾次我的運動，時間雖然不長，但是會讓你其他的事都能做得更快更好。

傷害：如果下半身癱瘓的人可以跑馬拉松跟參加柔術比賽，過去受過的傷就不是藉口了。

人生：我知道這句話聽起來有些嚴厲，但悲劇不會選擇對象。你不能讓悲劇影響你一生的健康。舉個例子，朋友用至親去世當藉口，再也不

運動。失去至親一定會讓人哀慟欲絕，一輩子想念他們。但父母終究會過世，如果子女因此一蹶不振，不是更讓相關的回憶蒙上了一層陰影？打造出更棒的體型，也能找回積極的精神。

一旦放棄了，就更容易再度放棄。同樣的，把藉口推到一旁，你的身體會變強，決心也會更強。得勝變成你的習慣。你會踢開失敗，重新再來。

在我的鍛鍊方案裡，最難的步驟應該就是拿起這本書。一旦開始後，就變得簡單多了。好的結果就是終極的激勵：長出的肌肉線條，你之前沒有的結實度。你外表更好看了，也會繼續進步。你會得到你想要的體態。不過，要花多久的時間達成，就看你離目標有多遠。但你一定能達到目標。你的身體有適當的排列後，會覺得很棒，動起來很輕鬆，不覺得疼痛，挺直平衡。體驗過那種狀態後，就很難回到過去了。因為你知道，生活中優先順序能超越健康和外表的事物不多。

如果你敗給了藉口：	當你能掌控一切：
你會心情不好、憂慮、緊張、無聊、沮喪、失眠、沒有性慾、虛弱、背痛、骨質疏鬆、關節炎、行動不便、心臟病、糖尿病、肥胖，就是次等的人生。	你變得更強壯、精實、外表更好看、感覺更舒服、更有精力、壓力降低、自信增強。

除了你，沒有人能幫你挪出運動的時間。運動從來沒有「完美的」時間和狀態。必須由你來創造，就像我們每個人都會找一百個不運動的藉口。但是，等一下永遠不如現在。

就在這裡，就是現在，就是你要運動的時間。其他的事情都可以等 9 分鐘。

不要量體重

目標要跟表現有關，而不是光看體重。最重要的是身體組成，不是體重。你的脂肪會消失，肌肉會增加。肌肉的體積小，但是比較重。體重計基本上無法反應進步，尤其是女性，她們的體重可能會因為水腫等因素，一天就有 6 磅的變動。要判斷進步與否，可以注意衣服穿起來的感覺。別人也會注意到，只是他們不一定會告訴你。

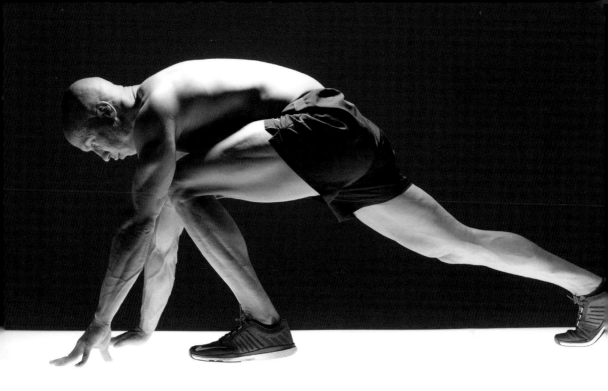

技能＝體格

　　我合作過的運動員都有極佳的體格，不是因為他們能投擲的重量比你重，而是因為他們能熟練地做出動作，正確且有效率。他們能在穩定與活動度之間取得完美的平衡：只移動需要動的身體部位，其他部位不會亂動。

　　不論你心目中如何評價目前自己的健康程度，從你第一天開始STRONG & LEAN 計畫之後，其他人就會看到你的收穫。在分配到運動的時間裡，看你能做到幾組，就自己改變次數。其他的運動很強並不表示你能輕鬆完成這些動作。要做得完美，需要**技術**，才能打造出最棒的體格。健身房裡的猛將也能藉此改善比例。剛開始運動的人一定能大幅增強力量，變得更緊實。想減重的人也可以甩掉不要的體重。看到自己快速進步，程度提升，你可能會嚇一跳。

全方位健身，不受限制，只要 9 分鐘

你的目標是透過高效的移位動作得到最棒的體態，需要能讓雙臂和雙腿繞著中立且穩定的脊椎移動。因此你會看到，大多數的日子會先用地板運動讓你的脊椎變得穩定。接下來的挑戰則是四點著地，繞著穩定的脊椎移動四肢。最後，用地板運動和活動度運動準備好身體，把一切都結合在價值最高的姿勢裡，也就是站姿運動。

每次從簡單進展到複雜，就能改善姿勢，強化身體定位的能力。這些動態的動作要用到全身，不會孤立出微小的部位（因此不會有不恰當的比例），也不會抹殺重要的部位，例如你的脊椎。

跟需要重量和機器的練習比起來，這些動作還有其他好處，也就是更需要核心的力量（想要六塊腹肌嗎？）。你會更有力氣、更靈活、更有耐力，在日常生活中也會覺得更不費力。

我一絲不苟地設計出全身的運動。每個練習都會為你做好準備，去做下一個動作。一天一次的 9 分鐘練習也會讓你有能力去做下一次練習。

我把整套練習精簡到只有 9 分鐘，一個星期從三次進展到五次，以六個星期為一個週期。

3 大分類

動作有三大分類：

地板運動 · 活動度運動 · 站姿運動

這三個類別可以有系統地培養你的運動能力（同時鍛鍊出最棒的體態）。每一套鍛鍊都包含三個類別的動作，確保 9 分鐘內能從頭練到腳。

整套方案分解成六個星期的週期。每天都以前一天為基礎，每個週期也會繼續提升上一個週期練出來的力量與技能。從第一個週期開始，一路到第四個週期。之後，你可以無止境地重複第三個和第四個週期。你仍會

不斷進步，因為每項運動的次數會一直增加。

到了第三個六週的訓練週期，我們會加入九項新運動，包括推、拉和髖關節鉸鏈。

最後，還有暖身和緩和運動。暖身包括四項運動，先讓心跳增快，另外三項則能增進髖關節、脊椎和肩膀的功能。緩和則只有一項運動，伸展身體，完全放鬆。

為什麼是 9 分鐘？

快速暖身後，9 分鐘內三種運動都會做到，每一類有三個動作，一組一分鐘。這是最有效率的方法，提供足夠的進步、一致性和變化給全身，一定會讓你變得更強壯。

事實上，從一開始就相當強悍。那就是為什麼我們從「練習 40 秒、休息 20 秒」的間歇開始，再逐漸進步到「練習 45 秒，休息 15 秒」、「練習 50 秒，休息 10 秒」，最後則是整整一分鐘的運動，中間不休息。減少一點點休息的時間，等於大幅增加運動時間的百分比。

記著，運動量不要超過需求，不然要付出的成本遠高於報酬。這套計畫前後連貫，培養出的特質會讓你過得更好，變得更好看，而且能延續一生。

最棒的姿勢帶來最棒的體型

不去健身房鍛鍊還有另一個優勢：沒有人會看你。我們不需要有壓力，覺得自己應該舉得更重或加快速度。你可以安心用安全的方式運動。

一開始教認證課程的時候，我先把訓練內容寄給一些教練看。有些人說，他們覺得很簡單！我心想，哎呀，我一定是老了！我覺得很難！然後，等我到場，他們驕傲地在我面前機械式完成反覆的動作……姿勢很糟糕。糾正他們後，動作的難度大幅改變，他們收穫的益處也變多。我在很多人身上看到，即使是看似最簡單的運動，如果要求姿勢完美，也會變得很困難。

柔道大師都說，只要把幾個基本的固技學到完美，再也沒有人能打敗你。很多人花了很長的時間鍛鍊，卻得不到想要的結果，這就是主因：姿

勢不夠完美。別忘了，表現就是效率。要得到最佳體型，就要透過完美的姿勢，你會很驚訝付出的成本真的很少。我一定要好好強調這一點。

我的好朋友拉斐爾‧瑞茲（Raphael Ruiz）是體能教練，訓練的對象有世界級的拳擊冠軍、多功能運動的名人以及奧運選手（累積的金牌超過 20 面），他訓練學生時，一定會強調姿勢和理想的關節排列能決定每個人的表現。

健身書作者的體型通常會比讀者好，也就是因為這個理由。作者本人一定會保持姿勢完美。

永恆不變的 4 件事

你會看到，不同的動作需要不同的姿勢來養成真正的力量。但有四個習慣一定能幫你達成理想的排列：

1. 雙腳平行踩在地上。確保大拇趾不會朝外。想像有一條線，從你的腳踝中心延伸到五根腳趾頭的中心。把雙腳擺好，讓這兩條線平行。一開始可能會覺得很奇怪，但這樣才有適當的排列。

2. 膝蓋要對著腳趾頭的方向。

（這兩個地方控制你的髖關節，確保髖關節朝著正中旋轉，不會外旋，也不會內旋，才能做出安全有效的移位動作）。

3. 舉高雙腿時，腳踝保持完全地自然彎曲，把腳跟腳趾頭往臉的方向拉。

（你可以藉此更清楚看到雙腳是否平行。改善踝關節活動度時，也會強化小腿肌肉）。

4. 脊椎保持拉長、中立的狀態。

（中立的脊椎在中間，沒有屈曲或伸展）。

別擔心，我們會一步一步矯正你的姿勢。要不了多久，你就能直覺感受到中間的位置，怎麼保持在中間。

膝蓋就是要用來跪

用瑜伽墊當然沒問題。不過我發現，不需要瑜伽墊的讀者越來越多了。我在自己的公寓裡，就直接跪在光滑的混凝土地板上。因為膝蓋就是用來跪的。

那麼，為什麼跪在硬的地方，很多人會覺得膝蓋痛？因為我們跟祖先不一樣，已經不習慣既重要且實用的姿勢，例如跪姿，我們跪在地上的時候，膝蓋會猛撞地面。

但如果跪姿正確，用到所有的腿部肌肉來控制這個動作，就可以把膝蓋骨輕輕放下。這樣不光鍛鍊到所有的腿部肌肉，也會鍛鍊到核心。要消除膝蓋痛，這也是一個訣竅（同時記得要讓雙腳完全平行）。

書本的好處

1. 要成功達到目標，關鍵在於真正了解背後的「為什麼」。了解為什麼每個動作和每個細節都很重要，才能適當地執行。
2. 每天，都把書翻到下一套運動。不要瀏覽網頁，或像其他書一樣前翻後翻。以 9 分鐘的運動來說，我不希望你還要花 9 分鐘的時間來明白怎麼做。
3. 你這輩子只要動動手指，不用上網，隨時隨地都有 92 套運動可以選！
4. 但是，現在你也得到獨家邀請，可以到 marklauren.com/strongandlean 加入我們的徒手訓練社群。我們每天都會上網互動，回答問題、分享經驗，發布有趣的挑戰，讓你更健康、更快樂。要加入獨家的 Strong and Lean「房間」，在收到提示時，輸入通行代碼 LOCOMOTION。

徒手訓練是健身的革命。

這是最後一場革命。

STRONG & LEAN 精練出高效塑造運動員體型所需要的技能，這是有史以來的第一次。好處不只一方面：這套計畫的動作讓你能**受用一生**，以最快的速度給你美好的體型。你的動作和外型都越來越像肌肉精實的運動員，因為你會變成一個肌肉精實的運動員。

STRONG & LEAN 計畫

　　書眉上方有建議一個星期內哪幾天要運動，你當然可以自己決定。如果因為個人的作息要換成其他幾天也沒關係。但一定要按照計畫進行。

計時器
運動時需要計時器。如果沒有計時器，我為讀者量身打造了一個簡單的 9 分鐘計時器。我自己很喜歡，因為我們身邊一定會帶著手機。下載到手機上，存到最愛裡，按下播放。可以到 marklauren.com/strongandlean 下載。

　　到 Instagram 跟我們分享你的旅程！發布自己的照片，加上 #9minute workouts 的主題標籤，並標注我們 @mark_lauren_training。

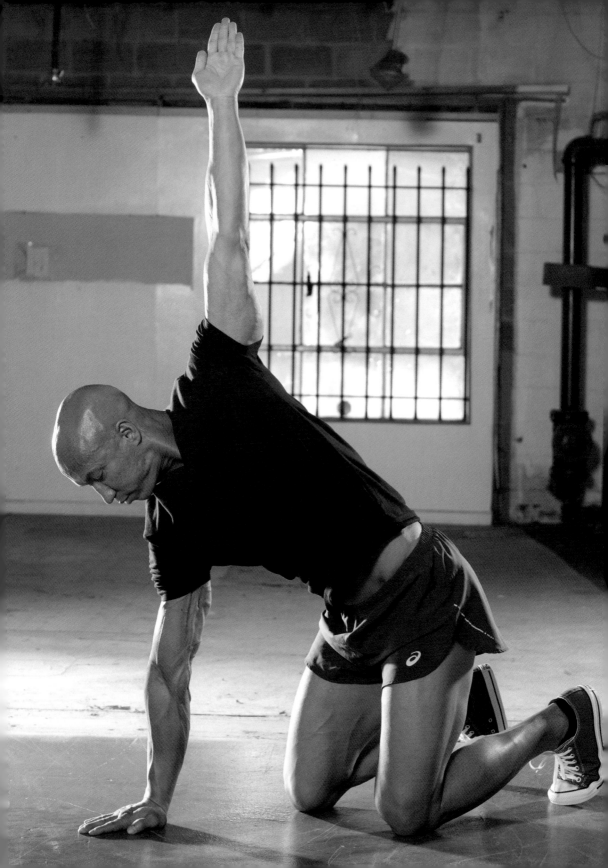

週期 1

暖身包括四項運動，先讓心跳增快，另外三項則能增進髖關節、脊椎和肩膀的功能。

緩和則只有一項運動，伸展身體，完全放鬆。暖身及緩和都只需要一分鐘。

暖身

來吧，先原地踏步 60 秒，增快心跳。輕輕鬆鬆，不要費力。把注意力放在姿勢、呼吸和節奏上。

然後做下列動作，每個動作 8 次，共做 2 組：

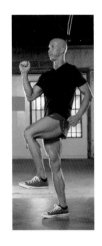

髖部畫圈 Hip Circles

開展髖關節，啟動臀肌

手掌和膝蓋著地，進入四足跪姿，髖關節在膝蓋上方，肩膀在手腕上方。左膝蓋保持 90 度彎曲，輕輕把左腿抬離地面。然後向後轉 8 圈，越大越好。轉到最上面的時候，盡量抬高膝蓋。控制動作，腿不要擺動。左邊做 8 次，右邊也做 8 次。然後重複，總共做 2 組。

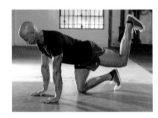
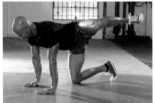
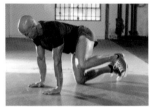

扭轉伸手 Twist and Reach

改善肩膀和胸椎活動度

從四足跪姿開始，讓左臂經過身體下方，往右邊伸過去，收回後盡量舉高，同時將撐在地上的手臂往下壓，好在手舉到最高的時候盡量展開身體。往上抬的時候吐氣。左邊做 8 次，右邊也做 8 次。然後重複，總共做 2 組。

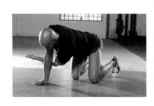
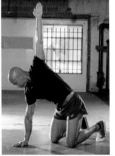

單膝跪姿超人式 Pointers

髖關節、脊椎和肩膀的屈曲及伸直

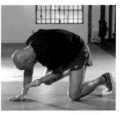

從四足跪姿開始，用左手肘去碰右膝蓋。然後左手臂和右腿向上伸展，直到背部彎起。往上抬的時候吐氣。做 8 次，接著換邊。然後重複，總共做 2 組。

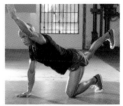

WORKOUT

每個練習做 40 秒，然後休息 20 秒。

平行雙腿捲腹 Parallel Leg Crunch

腹肌、髖部屈肌、腹斜肌、頸部、三角肌、小腿肌肉、股四頭肌、髖部旋轉肌、肋間肌、斜方肌

躺在地上，雙腿舉高，髖關節、膝蓋和腳踝都彎曲成 90 度。腳踝不要交叉。

吸氣：雙臂盡量往上伸。想像自己要碰到天空。

吐氣：慢慢倒回地上，手臂放下，呈 Y 字形。身體降到最低，雙手過頭呈 Y 字形的時候，把手伸得愈遠愈好，同時下背部要貼地，把氣吐光。

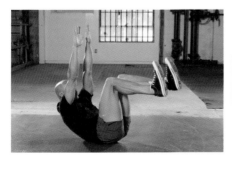

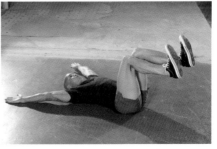

側平板扭轉 Starfish Twist

三角肌、三頭肌、前臂、闊背肌、豎脊肌、腹肌、腹斜肌、肋間肌、髖部屈肌、臀肌、小腿肌肉、小腿後肌、大腿後肌、股四頭肌、髖外展肌／內收肌、胸肌、二頭肌、頸部

擺出伏地挺身的開始姿勢，手腕在肩膀下方。雙腳打開與髖關節同寬！這很重要，腳跟轉動時才不會打到腳。

吸氣：雙腳腳跟同時轉向左邊。

吐氣：右手臂舉高，進入側平板的姿勢。

吸氣：右手臂保持舉高，轉動髖關節，恢復與地面平行。**在這裡轉動髖關節的時候，肩膀絕對不能跟著轉動。**

吐氣：再度轉回腳掌著地，放下右手臂，回到伏地挺身的開始姿勢。

換邊重複。

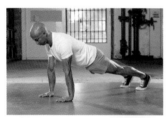
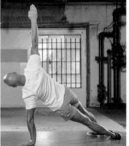
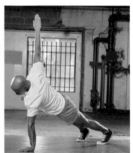
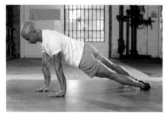

跪姿抬膝 Stork Stance

臀肌、髖外展肌／內收肌、大腿後肌、股四頭肌、小腿後肌、髖部屈肌、腹肌、腹斜肌、豎脊肌、三角肌、小腿肌肉、髖部旋轉肌、闊背肌、斜方肌

從雙腿跪姿開始，手臂在身體兩側完全打開。

吸氣：左腳向前踏，成單跪姿。

吐氣：左腳踩地站起來，抬高右膝。

吸氣：反轉動作，回到單跪姿，左腳在前面。

吐氣：回到雙腿跪姿。

做完一次就換邊。

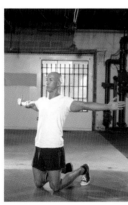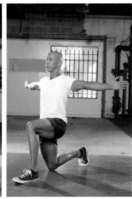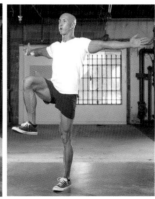

緩和

蜘蛛人 A 字撐地 Spiderman A-frames（左右各 6 次，動作要慢）

伸展小腿後肌、大腿後肌、髖關節和闊背肌

擺出伏地挺身的開始姿勢，然後把左腳放到左手旁邊。

伸直左腿，左腳的腳趾朝著臉的方向，感受左邊小腿後肌和大腿後肌的伸展。

回到開始的姿勢，把左前臂放到地上，伸展左邊的髖關節。

速度放慢，放鬆，在每個姿勢上停留至少一次完整的呼吸。做 6 次，接著換邊。

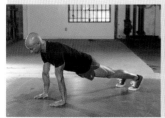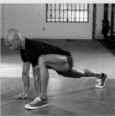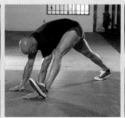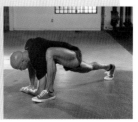

暖身

原地踏步（60 秒）

下面每個動作做 8 次，共做 2 組。

髖部畫圈 Hip Circles	扭轉伸手 Twist and Reach	單膝跪姿超人式 Pointers

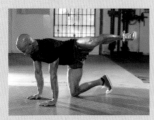
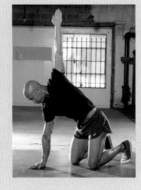
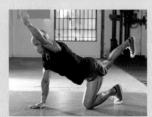

WORKOUT

做 40 秒，休息 20 秒

平行雙腿臀橋 Parallel Leg Bridge

臀肌、大腿後肌、腹肌、小腿肌肉、豎脊肌、闊背肌、斜方肌、三角肌、前臂

躺在地上，手臂放在身體兩側，手掌朝上。雙腳往臀部拉近，腳掌平踩地面，打開到髖關節的寬度。膝蓋應該會彎起來，朝著正上方，雙腿平行。

吐氣：盡量抬高臀部。身體從膝蓋到頸椎最下方是一直線。抬到最高的時候，擠壓臀肌和腹肌。

吸氣：身體回到地上。

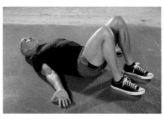
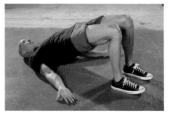

側平板扭轉 Starfish Twist

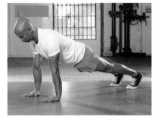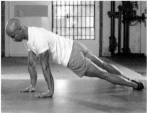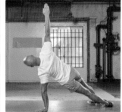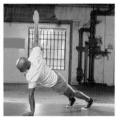

跪姿抬膝 Stork Stance

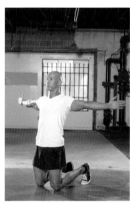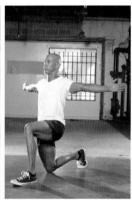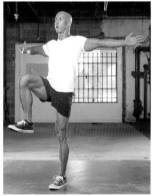

緩和
蜘蛛人 A 字撐地 Spiderman A-frames（一邊 6 次，動作要慢）

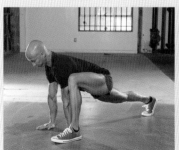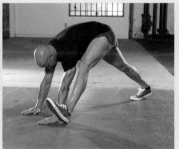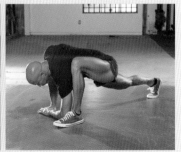

暖身

原地踏步（60 秒）

然後每個動作 8 次，共做 2 組。

髖部畫圈 Hip Circles
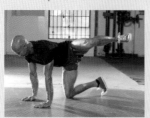

扭轉伸手 Twist and Reach
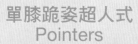
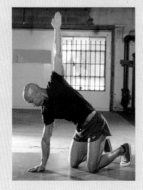

單膝跪姿超人式 Pointers
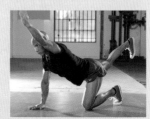

WORKOUT

做 40 秒，休息 20 秒

手臂畫圈 Arm Haulers

三角肌、肋間肌、斜方肌、臀肌、腹肌、頸部、小腿肌肉、股四頭肌、闊背肌、豎脊肌、三頭肌、前臂

趴在地上，雙臂高舉過頭，全身拉長成流線姿勢，手掌朝下。雙腳打開到髖關節的寬度，腳趾頭踩地。做這個動作時，臀肌保持收縮，收緊肚臍，胸部貼在地上。

吸氣：用肚子撐著地面，雙臂朝身體兩邊打開，就像在雪地上畫雪天使。

吐氣：雙臂各畫一個大弧，回到流線姿勢。身體盡量拉長。

做這個動作時跟做其他動作一樣，用呼吸控制速度。

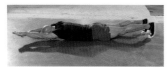
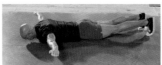
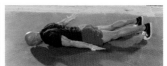

平行雙腿捲腹 Parallel Leg Crunch

提示：放下身體時，一定要用力吐氣。

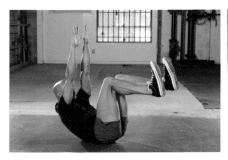 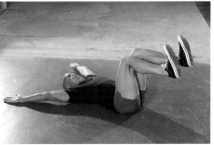

平行雙腿臀橋 Parallel Leg Bridge

提示：抬高身體時要用力吐氣。

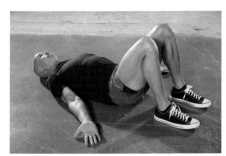 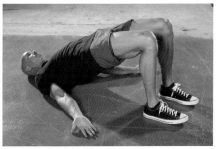

緩和
蜘蛛人 A 字撐地 Spiderman A-frames（左右各 8 次，動作要慢）

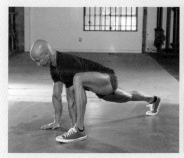 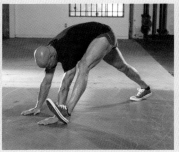 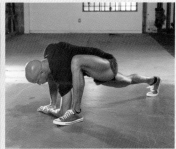

暖身

原地踏步（60 秒）

每個動作 8 次，共做 2 組。

髖部畫圈
Hip Circles

扭轉伸手
Twist and Reach

單膝跪姿超人式
Pointers

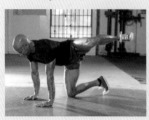
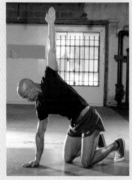
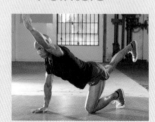

WORKOUT

做 40 秒，休息 20 秒

手臂畫圈 Arm Haulers

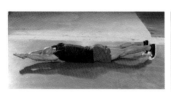
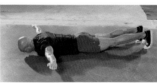
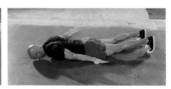

側平板扭轉 Starfish Twist

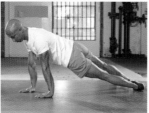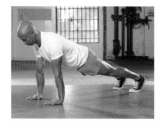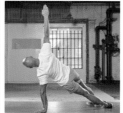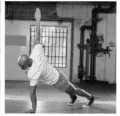

跪姿抬膝 Stork Stance

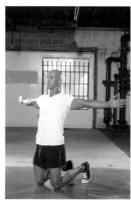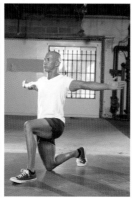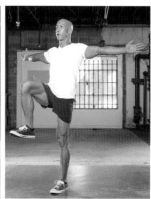

緩和

蜘蛛人手臂繞圈 Spiderman Arm Circles（左右各 8 次）

改善髖部、脊椎和肩膀活動度

擺出伏地挺身的開始姿勢，然後把左腳放到左手旁邊。

吐氣：左手從地上抬起，用左手臂畫一個大圓。視線跟著左手，最後將左手的指節放到下背部。

吸氣：反轉動作回到原位。

臀部壓低，做動作時，前方的膝蓋正對前方。

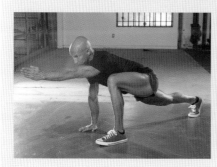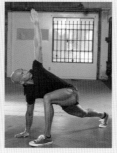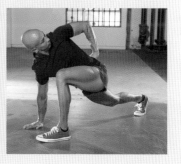

暖身

原地踏步（60 秒）
每個動作 8 次，共做 2 組。

| 髖部畫圈
Hip Circles | 扭轉伸手
Twist and Reach | 單膝跪姿超人式
Pointers |

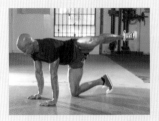 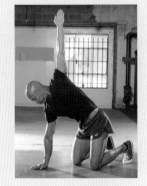 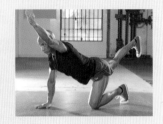

WORKOUT

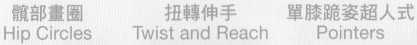

做 40 秒，休息 20 秒

平行雙腿臀橋 Parallel Leg Bridge

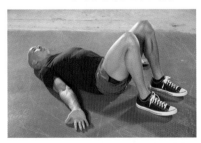 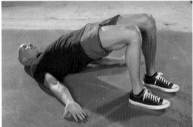

側平板扭轉 Starfish Twist

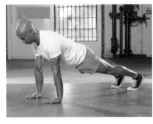 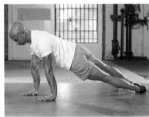 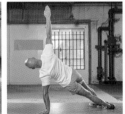 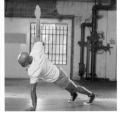

臀部深蹲 Bottom Squat

小腿肌肉、臀肌、髖部旋轉肌、髖外展肌／內收肌、大腿後肌、股四頭肌、小腿後肌、腹斜肌、豎脊肌、髖部屈肌、腹肌、闊背肌、三角肌、斜方肌

從雙腿跪姿開始，雙臂像殭屍一樣在身體前方伸直。

吸氣：左腳向前踏，成單跪姿。

吐氣：右腿放到左腿旁邊成深蹲姿勢，雙腳平行，膝蓋朝前。臀部壓低，挺胸。

吸氣：左腳向後踩，反轉動作。

吐氣：從單跪姿回到雙腿跪姿。

下一次從右腿開始。這個動作會有節奏地將重心向兩側移動：右、左、右、左。下一次則是：左、右、左、右。

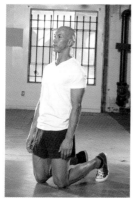 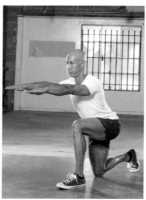 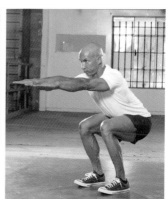

緩和

蜘蛛人手臂繞圈 Spiderman Arm Circles（左右各 8 次）

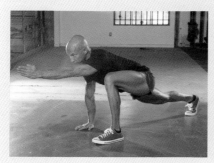 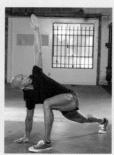 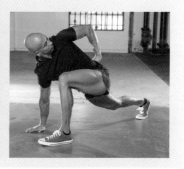

暖身

原地踏步（60 秒）

每個動作 8 次，共做 2 組。

髖部畫圈	扭轉伸手	單膝跪姿超人式
Hip Circles	Twist and Reach	Pointers

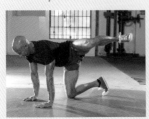 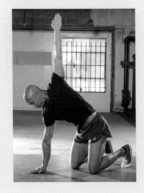 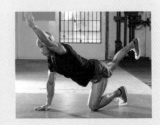

WORKOUT

做 40 秒，休息 20 秒

手臂畫圈 Arm Haulers

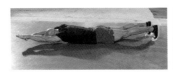 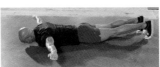 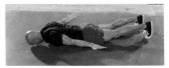

肘撐側平板下沉 Low Drop

三角肌、**三頭肌**、**闊背肌**、**豎脊肌**、腹肌、腹斜肌、肋間肌、髖部屈肌、臀肌、小腿肌肉、小腿後肌、大腿後肌、股四頭肌、髖外展肌／內收肌、胸肌、二頭肌、前臂、頸部

手肘撐地，做出平板式。雙腳打開到髖關節的寬度。

身體正面向右轉，換成左手肘撐地的側平板，右手放在髖關節的位置。

吸氣：髖關節下沉到地面。

吐氣：往上抬。

回到兩邊手肘都撐地的平板式，然後換邊。

做側平板時，身體保持筆直：繃緊臀肌，稍微挺胸，收緊腹肌，檢查頭部的位置。換邊的時候，維持這個姿勢。

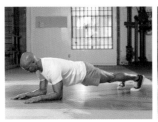 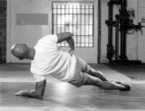 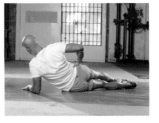

跪姿抬膝 Stork Stance

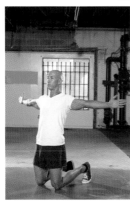 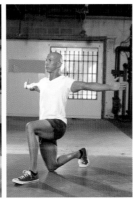 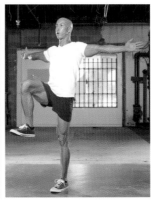

緩和
蜘蛛人手臂繞圈 Spiderman Arm Circles（左右各 8 次）

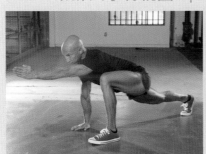 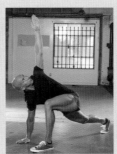 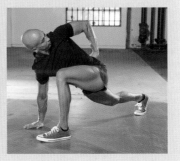

暖身

原地踏步（60 秒）

每個動作 8 次，共做 2 組。

髖部畫圈 — Hip Circles   扭轉伸手 — Twist and Reach   單膝跪姿超人式 — Pointers

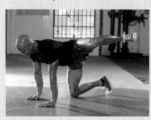
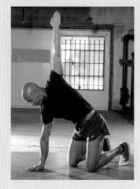
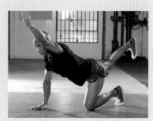

WORKOUT

現在，每個練習做 45 秒，然後休息 15 秒

平行雙腿捲腹 Parallel Leg Crunch

提示：雙腳的腳踝繃緊，腳趾頭就會對著臉的方向，雙腳也會保持平行。這會改善腳踝的活動度以及控制髖關節旋轉的能力，站姿運動的排列也隨之改善，讓你可以安全吸收壓力，長久保有強壯和精實。

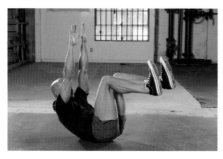
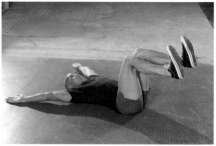

側平板扭轉 Starfish Twist

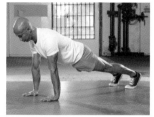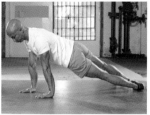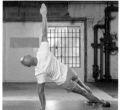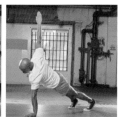

高抬腿 High Knee March

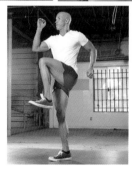

小腿肌肉、臀肌、髖部屈肌、髖部旋轉肌、大腿後肌、股四頭肌、小腿後肌、腹肌、腹斜肌、豎脊肌、三角肌、闊背肌、斜方肌、髖外展肌／內收肌、二頭肌、頸部

原地踏步。挺直站好，雙腳保持平行，找到穩定的速度。抬高膝蓋，雙臂有力地擺動，手肘保持90度彎曲。

緩和

前彎高舉 Bloomers（8次，動作要慢）

伸展身體後側，改善肩膀活動度

雙腳平行與髖關節同寬。做這個動作時，雙腿保持伸直。

從腰部往前彎，讓上身、手臂和頭部垂下。盡量放鬆身體。身體完全前彎，保持放鬆。

收緊肚臍，慢慢把身體向上捲回挺直的站姿。

然後雙臂各畫一個大圈，來到流線姿勢，同時把氣全部吐出來。拉長身體。

手臂向下畫一個大圈，收緊肚臍，從頭開始把身體往下捲。

身體往上和往下捲動時感受脊椎的伸展。慢慢做8次，控制好身體。

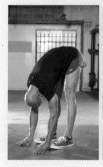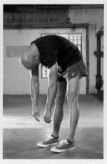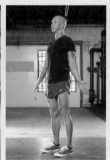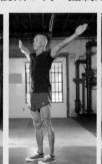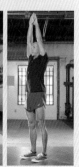

暖身

原地踏步（60 秒）

每個動作 8 次，共做 2 組。

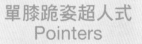

髖部畫圈 Hip Circles	扭轉伸手 Twist and Reach	單膝跪姿超人式 Pointers

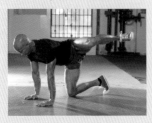 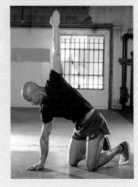 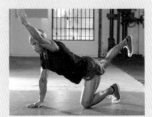

WORKOUT
做 45 秒，休息 15 秒

平行雙腿臀橋 Parallel Leg Bridge

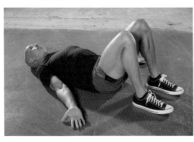 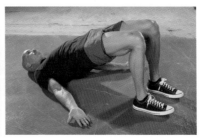

肘撐側平板下沉 Low Drop

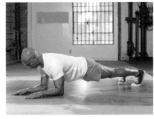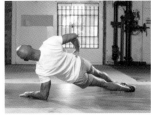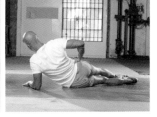

高抬腿 High Knee March

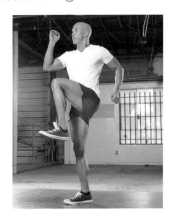

緩和
前彎高舉 Bloomers（8 次，動作要慢）

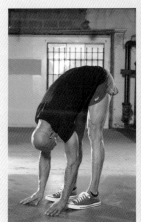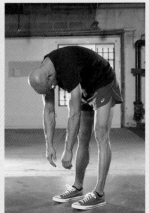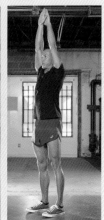

暖身

原地踏步（60 秒）

每個動作 8 次，共做 2 組。

| 髖部畫圈
Hip Circles | 扭轉伸手
Twist and Reach | 單膝跪姿超人式
Pointers |

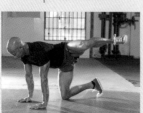
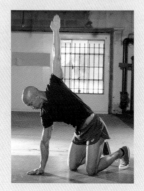
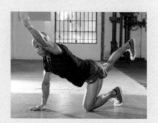

WORKOUT

做 45 秒，休息 15 秒

手臂畫圈 Arm Haulers

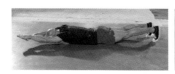
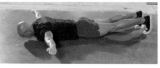
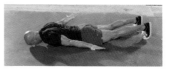

跪姿踢腿 Kickout

三角肌、三頭肌、前臂、腹肌、髖部屈肌、腹斜肌、豎脊肌、闊背肌、股四頭肌、小腿肌肉、小腿後肌、大腿後肌、臀肌、髖部內旋肌、肋間肌、斜方肌、頸部

從跪姿開始，雙手在膝蓋前方 5 公分左右的地方。輕輕把膝蓋抬離地面。

吸氣：膝蓋向左打開到 45 度，左手和右腳抬離地面。

吐氣：繼續轉動，直到能把右腿在身體前方完全伸直。

做跪姿踢腿時，伸出去那條腿的腳趾頭和膝蓋要朝上。髖關節靠著踩在地上那條腿，稍微挺胸。做出漂亮的姿勢！

回到開始的位置，膝蓋靠近雙手，換邊。

動作要慢。集中注意力，流暢地變換動作，做出完美的最終姿勢。

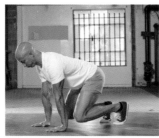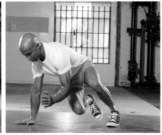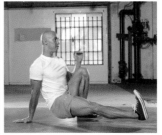

臀部深蹲 Bottom Squat

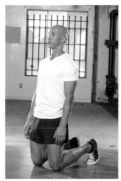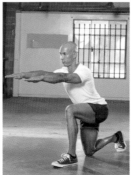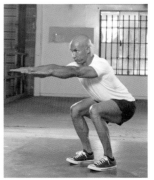

緩和

前彎高舉 Bloomers（8 次，動作要慢）

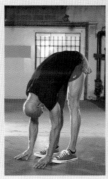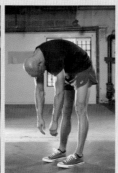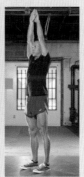

暖身

原地踏步（60 秒）

每個動作 8 次，共做 2 組。

髖部畫圈 Hip Circles	扭轉伸手 Twist and Reach	單膝跪姿超人式 Pointers

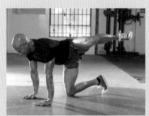
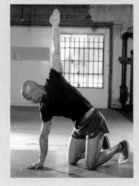
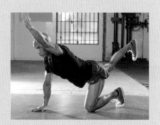

WORKOUT

做 45 秒，休息 15 秒

平行雙腿捲腹 Parallel Leg Crunch

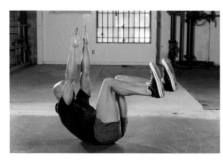
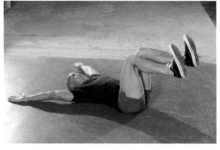

平行雙腿臀橋 Parallel Leg Bridge

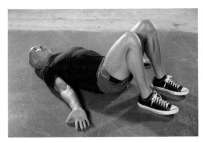
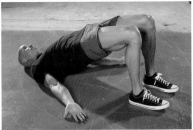

手臂畫圈 Arm Haulers

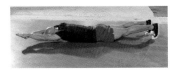
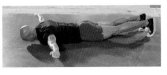
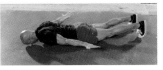

緩和

開髖伸手 Straddle Reach（左右各 8 次）

伸展大腿內側和闊背肌

坐在地板上，打開雙腿，感受大腿內側有輕微的拉伸感。腳踝保持自然彎曲，腳趾頭跟膝蓋朝上。

吐氣時，舉高雙臂，進入高坐流線姿勢。稍微挺胸。

把左手放在背後的地上，用右手去碰左腳或更遠的地方，稍微彎曲背部以便完全伸展。保持這個姿勢，做一個完整的深呼吸。

接著回到流線姿勢，然後再用左手去碰右腳。

速度放慢，在完全伸展時吐氣。

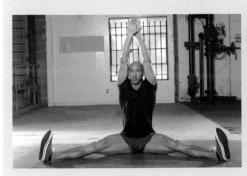
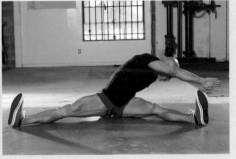

暖身

原地踏步（60 秒）

每個動作 8 次，共做 2 組。

髖部畫圈 Hip Circles	扭轉伸手 Twist and Reach	單膝跪姿超人式 Pointers

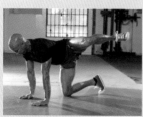
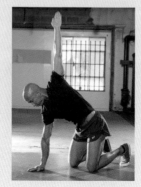
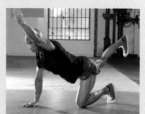

WORKOUT

做 45 秒，休息 15 秒

單邊曲腿臀橋 Bent Leg Bridge

臀肌、大腿後肌、髖部屈肌、腹肌、小腿肌肉、腹斜肌、豎脊肌、闊背肌、下／中斜方肌、三角肌、前臂

躺在地上，手臂放在身體兩側，手掌朝上。雙腳往臀部拉近，腳掌平踩地面，打開到髖關節的寬度。膝蓋應該會彎起來，朝著正上方。將左膝拉向胸口。

吐氣：盡量抬高臀部，到最高的時候縮緊腹部。

吸氣：放下臀部。

做 2 次，然後換腿。在抬高和放下臀部時，抬起那條腿的膝蓋要盡量靠近胸口。

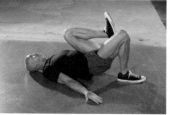
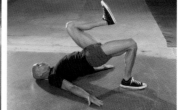

側平板扭轉 Starfish Twist

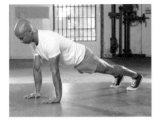 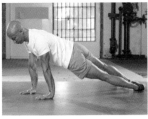 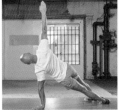 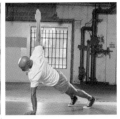

臀部深蹲 Bottom Squat

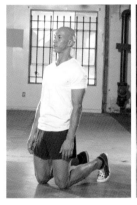 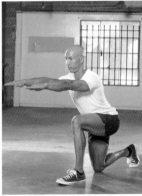 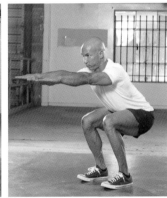

緩和
開髖伸手 Straddle Reach（左右各 8 次）

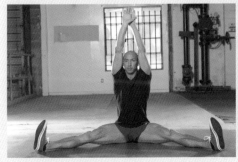 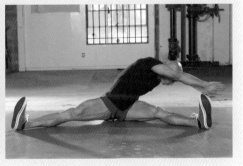

暖身

原地踏步（60 秒）

每個動作 8 次，共做 2 組。

髖部畫圈 Hip Circles	扭轉伸手 Twist and Reach	單膝跪姿超人式 Pointers

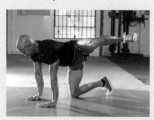
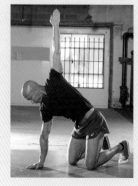
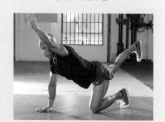

WORKOUT

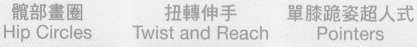

做 45 秒，休息 15 秒

手臂畫圈 Arm Haulers

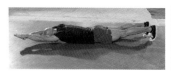
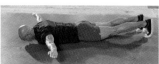
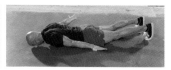

肘撐側平板下沉 Low Drop

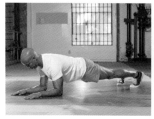
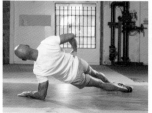
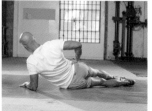

流線羅馬尼亞硬舉 Streamline Romanian Dead Lift

臀肌、大腿後肌、股四頭肌、闊背肌、斜方肌、豎脊肌、小腿肌肉、三角肌、小腿後肌、腹肌、三頭肌、前臂、頸部

挺直站好，雙腳平行，打開到肩膀的寬度。舉起雙臂，做流線姿勢。

吸氣：雙腿伸直，髖關節向後推，背部保持挺直並讓上半身向前傾斜，直到感受大腿後肌有拉伸感。背部保持挺直，往下壓到你的極限。大腿後肌感受到拉伸時，就不要再往下。這時再把髖關節往後推，同時雙臂過頭，盡量伸長。身體盡量拉長。

吐氣：反轉動作，回到挺直的站姿。

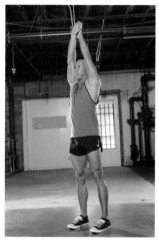
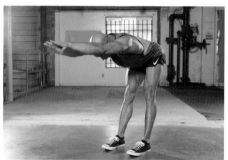

緩和
開髖伸手 Straddle Reach（左右各 8 次）

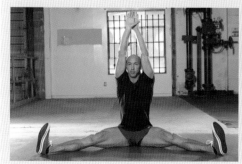
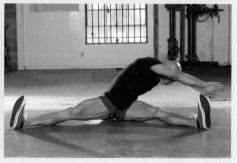

暖身

原地踏步（60 秒）

每個動作 8 次，共做 2 組。

| 髖部畫圈
Hip Circles | 扭轉伸手
Twist and Reach | 單膝跪姿超人式
Pointers |

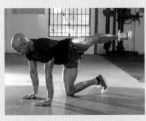
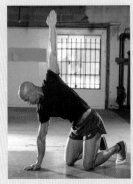
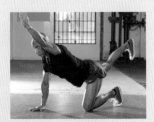

WORKOUT

做 50 秒，休息 10 秒

平行雙腿捲腹 Parallel Leg Crunch

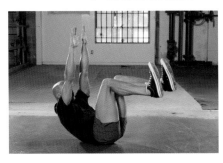
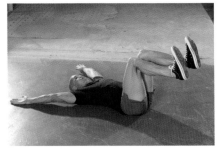

跪姿踢腿 Kickout

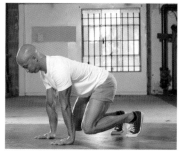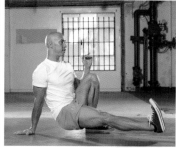

高抬腿 High Knee March

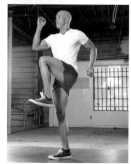

提示：每次踏步，都要完全伸展支撐的腿，同時稍微挺胸，腹肌保持繃緊。抬高膝蓋，雙臂擺動，手肘彎曲成 90 度。這個基本的動作模式能做得好，對現實生活中的活動會很有助益。

緩和
等長鴿式伸展 Isometric Pigeon Stretch
（左右各 8 次，每次持續 10 秒）

伸展髖部屈肌和臀肌

左腿放在身體前方，左小腿彎曲成 90 度，或盡量接近 90 度，不要太勉強。如果左小腿的角度很大，沒有關係，那會是我們努力的目標。右腿則在身體後面完全伸直，右膝對著地面。

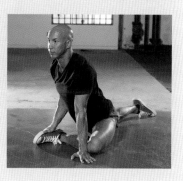

把左手放在左膝正前方，用右手把左腳壓在地上。把左腳腳踝往下壓 10 秒。

放鬆，立刻讓髖關節下沉到地面，同時用最慢的速度拉開髖關節和腳的距離。

做 8 次，接著換邊。

暖身

原地踏步（60 秒）

每個動作 8 次，共做 2 組。

髖部畫圈　　　扭轉伸手　　　單膝跪姿超人式
Hip Circles　Twist and Reach　Pointers

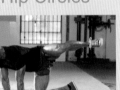
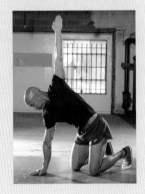
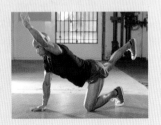

WORKOUT

做 50 秒，休息 10 秒

單邊曲腿臀橋 Bent Leg Bridge

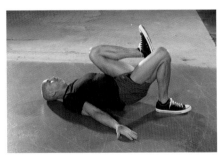
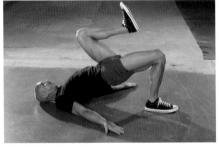

Y 字形轉動 Y Cuff

三角肌、肋間肌、肩旋轉肌、斜方肌、小腿肌肉、股四頭肌、臀肌、腹肌、豎脊肌、闊背肌、頸部、三頭肌、前臂

趴著，雙腳平行，打開到髖關節的寬度，腳趾頭踩地。縮緊臀肌，吸緊肚臍，胸部靠在地上，下巴略收。

伸展雙臂成 Y 字形，大拇指朝上。

吸氣：雙手拉到腋窩下方，手臂在身體兩側伸直，讓手指指著腳的方向。手掌應該向外，大拇指朝上。

吐氣：翻轉手掌，轉到大拇指再度向上。

吸氣：手掌轉回。

吐氣：再度把手放到腋窩下方，然後回到 Y 字形。

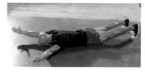 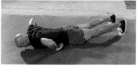 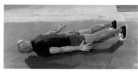 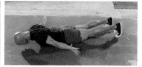

平行雙腿捲腹 Parallel Leg Crunch

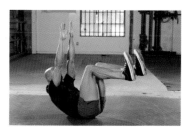 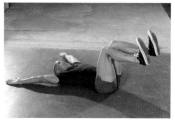

緩和

等長鴿式伸展 Isometric Pigeon Stretch

（左右各 8 次，每次持續 10 秒）

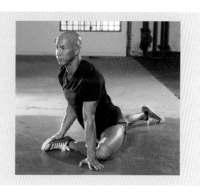

暖身

原地踏步（60 秒）

每個動作 8 次，共做 2 組。

| 髖部畫圈
Hip Circles | 扭轉伸手
Twist and Reach | 單膝跪姿超人式
Pointers |

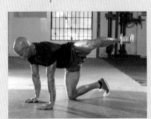
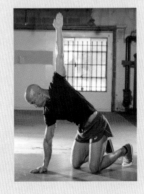
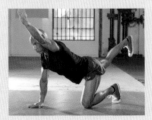

WORKOUT

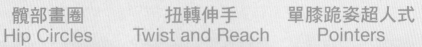
做 50 秒，休息 10 秒

手臂畫圈 Arm Haulers

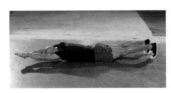
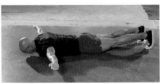
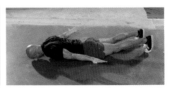

側平板扭轉 Starfish Twist

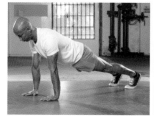 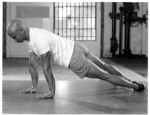 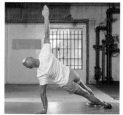 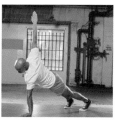

展臂深蹲 T-arm Squat

臀肌、大腿後肌、股四頭肌、闊背肌、斜方肌、豎脊肌、小腿肌肉、小腿後肌、髖部旋轉肌、腹肌、頸部、三角肌

挺直站好，雙腳平行，打開到肩膀的寬度。雙臂在身體兩側完全打開。

吸氣：髖關節直直往後推，讓臀部下沉到最低，同時保持挺胸，膝蓋朝前。

吐氣：擠壓臀肌，稍微挺胸，再度站直身體，用力把氣全部吐出來。在開始下一次之前，回到雙腳平行的位置，手臂也要完全打開。

放慢動作，挑戰關節的活動度，就能增大獲益。

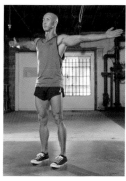 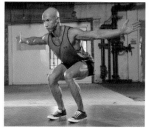

緩和
等長鴿式伸展 Isometric Pigeon Stretch
（左右各 8 次，每次持續 10 秒）

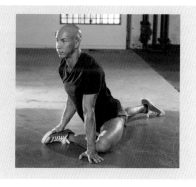

暖身

原地踏步（60 秒）

每個動作 8 次，共做 2 組。

髖部畫圈 Hip Circles	扭轉伸手 Twist and Reach	單膝跪姿超人式 Pointers

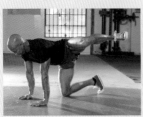 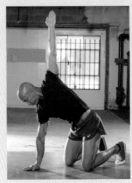 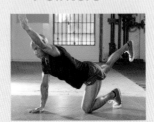

WORKOUT

做 50 秒，休息 10 秒

平行雙腿捲腹 Parallel Leg Crunch

提示：身體降到最低時，下背部要貼著地面。用腹肌控制骨盆的傾斜度，就能控制下背部的弧度。如果旁邊有人，應該無法把手塞到你的背下面。學會控制骨盆傾斜，就能保持良好的姿勢，維護脊椎健康。

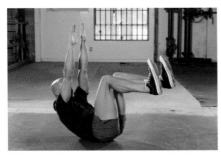 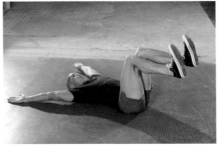

跪姿踢腿 Kickout

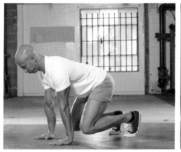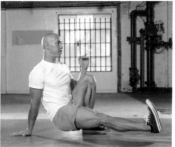

臀部深蹲 Bottom Squat

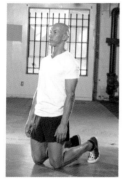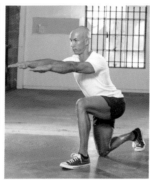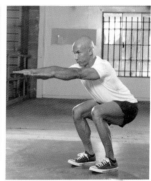

緩和

髖部捲動 Hip Rolls（8 次，動作要慢）

髖部和脊椎的旋轉

躺下，手臂擺成 Y 字形。膝蓋彎曲成 90 度，雙腳分開比肩膀略寬。

膝蓋向左倒，輕輕把右膝壓到地面上，維持兩次呼吸的時間。

膝蓋向右倒，輕輕把左膝壓到地面上，維持兩次呼吸的時間。

腹部保持繃緊，不要讓背部拱起。

左右各做 8 次。

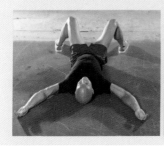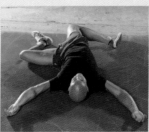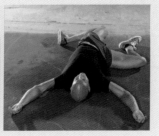

暖身

原地踏步（60 秒）

每個動作 8 次，共做 2 組。

髖部畫圈
Hip Circles

扭轉伸手
Twist and Reach

單膝跪姿超人式
Pointers

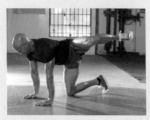

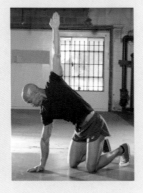

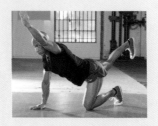

WORKOUT

做 50 秒，休息 10 秒

單邊曲腿臀橋 Bent Leg Bridge

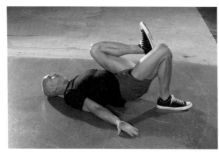

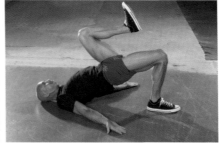

高抬踢 High Kick

三角肌、三頭肌、前臂、腹肌、髖部屈肌、腹斜肌、豎脊肌、闊背肌、小腿後肌、大腿後肌、臀肌、股四頭肌、小腿肌肉、髖部內旋肌、肋間肌、斜方肌、頸部

從四足跪姿開始，向左旋轉，右腿做跪姿踢腿。回到開始的位置，右腳保持離地。

吐氣：右腿抬高，同時左腿完全伸直，胸口往左腿推，讓臀部抬高。伸直支撐腿的時候，腳跟踩滿地面，伸展小腿肌肉和大腿後肌。

吸氣：回到開始的位置。

換邊重複。

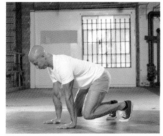 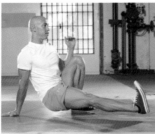 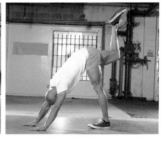

流線羅馬尼亞硬舉 Streamline Romanian Dead Lift

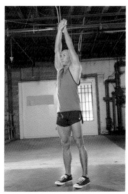 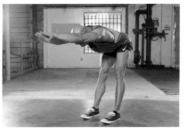

緩和

髖部捲動 Hip Rolls（8 次，動作要慢）

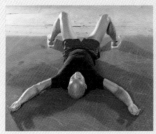 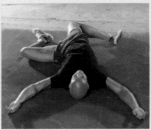 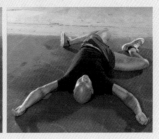

暖身

原地踏步（60 秒）

每個動作 8 次，共做 2 組。

髖部畫圈 Hip Circles	扭轉伸手 Twist and Reach	單膝跪姿超人式 Pointers

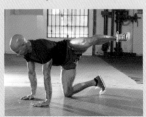
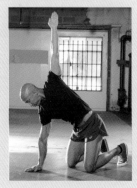
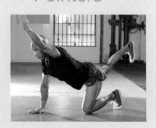

WORKOUT

做 50 秒，休息 10 秒

Y 字形轉動 Y Cuff

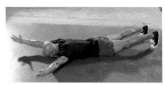
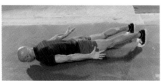
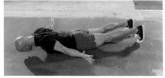

單邊曲腿捲腹 Bent Leg Crunch

腹肌、髖部屈肌、腹斜肌、頸部、三角肌、小腿肌肉、股四頭肌、臀肌、髖部旋轉肌、肋間肌、斜方肌

這個動作的起始姿勢跟平行雙腿捲腹一樣，髖關節、膝蓋和腳踝都彎曲成 90 度。

吸氣：雙手向上舉高。

吐氣：放下身體，同時手臂擺回 Y 字形，下背部貼著地面。不過，在放下身體的時候要伸直右腿，放下來放在右邊。

雙手再度舉高，腿回到原來的位置，做下一次的時候換腿。

做這個動作時要縮緊腳踝，讓腳趾頭對著臉的方向。髖關節向內旋，把腿伸直，這時腳趾頭和膝蓋都朝上。

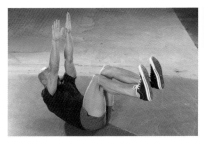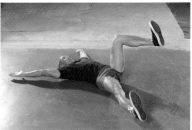

展臂深蹲 T-arm Squat

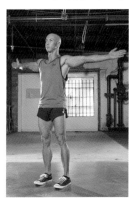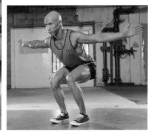

緩和
髖部捲動 Hip Rolls（8 次，動作要慢）

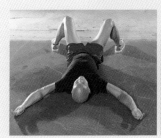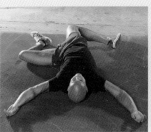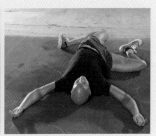

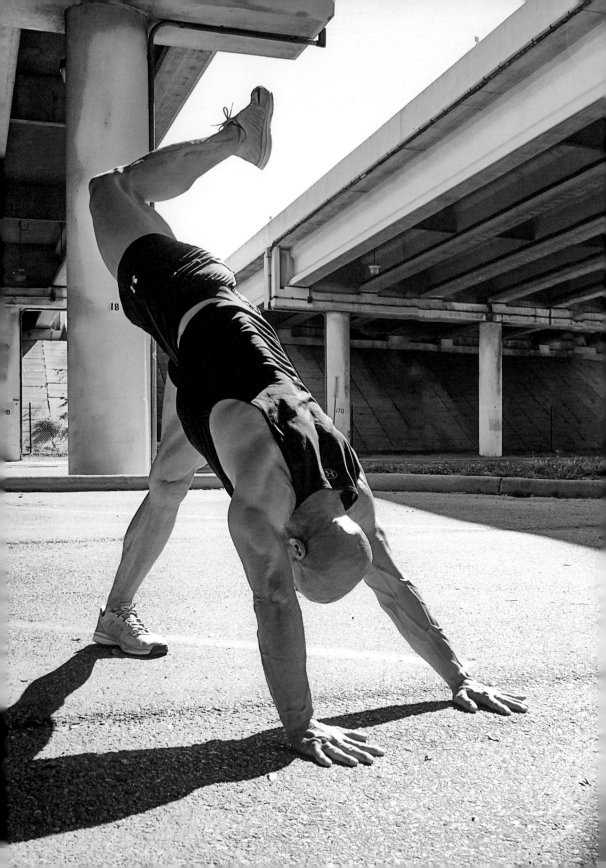

週期 2

每次從簡單進展到複雜，就能改善姿勢，強化身體定位的能力。這些動態的動作會運動到全身。

暖身

開始時，先做 60 秒開合跳。雙腳要保持平行，身體中段收緊，將手臂擺到頭頂時，背部才不會弓起。保持放鬆、呼吸，並把注意力放在節奏上。

下面三個動作的循環要做 2 組。

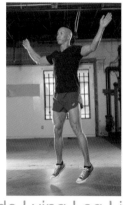
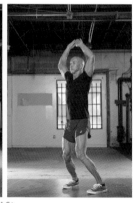

側躺抬腿 Side Lying Leg Lifts

啟動臀肌和髖部內旋肌

側躺到右邊的身體上，全身拉直。頭枕在右臂，左臂放在身體前方的地上。左腿抬到最高，同時旋轉左膝對著地面。抬起上面那條腿的時候，髖關節保持內旋，你會感覺到運動到上臀肌，而不是髖部屈肌。做 8 次，然後換成左側躺，用右腿做 8 次。抬高的腳踝保持縮緊，腳趾頭朝著自己。

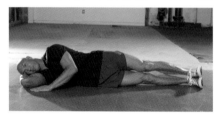
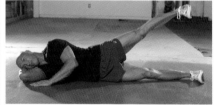

髂脛束抬腿 ITB Leg Lifts

側躺到右邊的身體上。左腿跨過右腿。用左手抓住左腳。內旋右邊的髖關節，讓右膝朝上翻。

保持髖關節完全內旋，慢慢抬腿，用力吐氣。慢慢放下腿的時候吸氣，重複動作。右膝一定要朝上！

躺在右側的身體上做 8 次，然後換成左邊，也做 8 次。

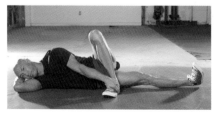
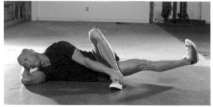

反手畫圈 Backstroke

躺在右側的身體上，膝蓋靠近胸口，髖關節和膝蓋都彎曲成 90 度。伸直上方的手臂。向後轉 8 圈，越大越好。速度放慢，呼吸，向後畫大圈時盡量放鬆。膝蓋疊在一起，靠近胸口。

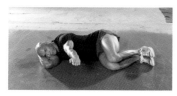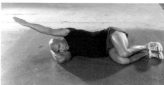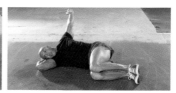

WORKOUT
做 40 秒，休息 20 秒

手臂畫圈 Arm Haulers

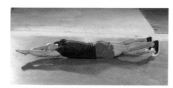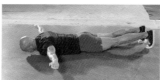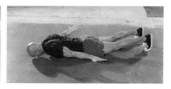

側平板扭轉 Starfish Twist

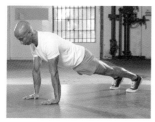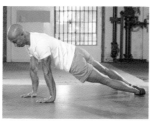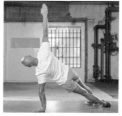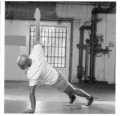

跪姿抬膝 Stork Stance

提示：做雙腿跪姿、單跪姿和站姿時，盡量抬高身體。完全伸展髖關節，挺胸，並收緊腹肌，彷彿隨時會有人對著你的肚子打一拳。

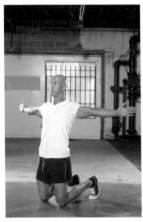
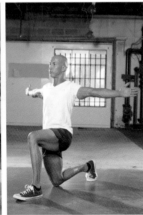
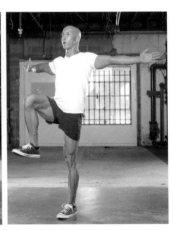

緩和
蜘蛛人 A 字撐地 Spiderman A-frames
（左右各 6 次，動作要慢）

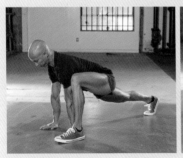
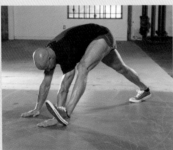
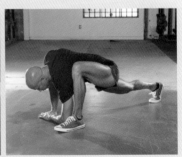

暖身

開合跳（60 秒）

下面的運動各做 8 次，共做 2 組。

側躺抬腿 Side Lying Leg Lifts	髂脛束抬腿 ITB Leg Lifts	反手畫圈 Backstroke

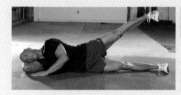 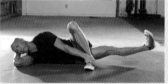 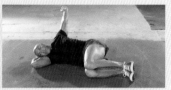

WORKOUT

做 40 秒，休息 20 秒

單邊曲腿臀橋 Bent Leg Bridge

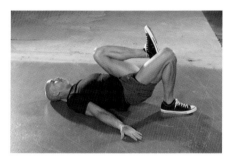 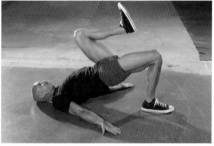

掌撐側平板下沉 High Drop

三角肌、三頭肌、前臂、闊背肌、豎脊肌、腹肌、腹斜肌、肋間肌、髖部屈肌、臀肌、小腿肌肉、小腿後肌、大腿後肌、股四頭肌、髖外展肌／內收肌、胸肌、二頭肌、頸部

擺出伏地挺身的開始姿勢，手腕在肩膀正下方。雙腳打開到髖關節的寬度，腳跟向兩側轉動換成側平板的姿勢時，兩隻腳才不會打在一起。

將雙腳腳跟同時轉向左邊。換成左手撐地的側平板，右手放在髖關節的位置。

吸氣：髖關節下沉到地面。

吐氣：往上抬。回到伏地挺身的開始位置。

換邊繼續。繃緊臀肌，挺胸，收緊腹肌，檢查頭部的位置，在伏地挺身和側平板的姿勢都讓身體保持筆直。

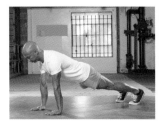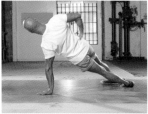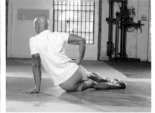

臀部深蹲 Bottom Squat

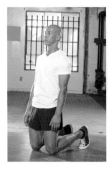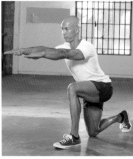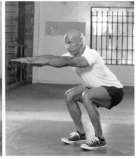

緩和
蜘蛛人 A 字撐地 Spiderman A-frames（左右各 8 次，動作要慢）

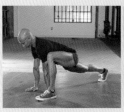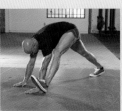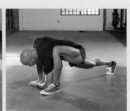

暖身

開合跳（60 秒）

下面的運動各做 8 次，共做 2 組。

側躺抬腿 Side Lying Leg Lifts	髂脛束抬腿 ITB Leg Lifts	反手畫圈 Backstroke

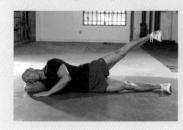 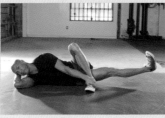 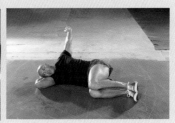

WORKOUT

做 40 秒，休息 20 秒

Y 字形轉動 Y Cuff

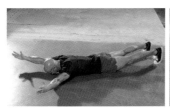 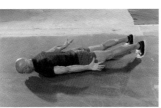 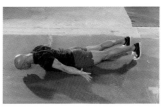

高抬踢 High Kick

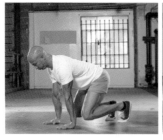 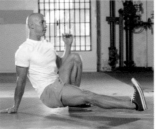 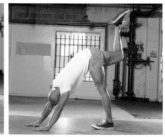

屈膝抬腿跑 High Knee Run

小腿肌肉、臀肌、髖部屈肌、髖部旋轉肌、大腿後肌、股四頭肌、小腿後肌、腹肌、腹斜肌、豎脊肌、三角肌、闊背肌、斜方肌、髖外展肌／內收肌、二頭肌、頸部

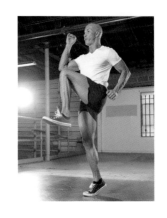

在原地跑步。站直，身體中段收緊，擺動手臂，膝蓋抬高！手肘要保持 90 度彎曲。膝蓋和腳趾頭要一直朝前。速度要快，但也要放鬆，以便維持一定的速度做完這個動作。呼吸要跟雙腿的動作保持協調。這個動作不容易，就看你願不願意努力了。可以鼓勵自己：400 公尺短跑的世界紀錄只用了 43.03 秒！

緩和

蜘蛛人 A 字撐地 Spiderman A-frames（左右各 8 次，動作要慢）

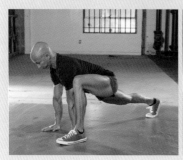 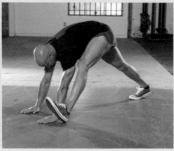 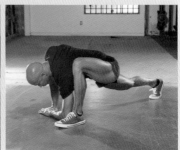

暖身

開合跳（60 秒）

下面的運動各做 8 次，共做 2 組。

側躺抬腿 Side Lying Leg Lifts

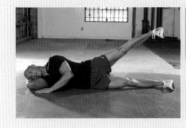

髂脛束抬腿 ITB Leg Lifts

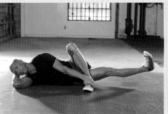

反手畫圈 Backstroke

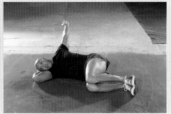

WORKOUT

做 40 秒，休息 20 秒

平行雙腿臀橋 Parallel Leg Bridge

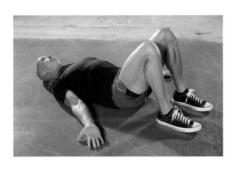
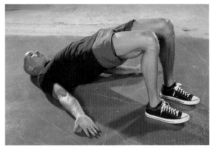

掌撐側平板下沉 High Drop

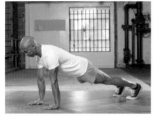
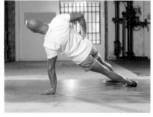
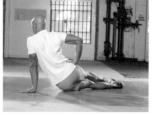

展臂深蹲 T-arm Squat

提示：手臂要完全展開，指尖用力。雙手之間應該是完美的直線。本體感覺指你對身體的感受，也是我們透過運動培養的一種重要技能。不論做什麼，都需要本體感覺，也更容易學會新技能（你知道嗎？技術上來說，人類不只五種感官。本體感覺也是一種！）。

身體每個部位都要努力提升關節的活動度。不要敷衍了事。持續用感覺審查全身，確保每個動作都能做得完美。

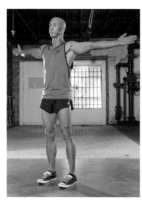
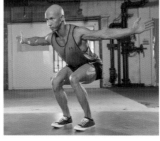

緩和
蜘蛛人 A 字撐地 Spiderman A-frames（左右各 8 次，動作要慢）

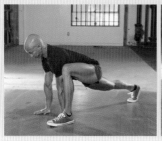
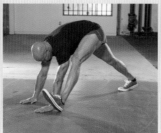
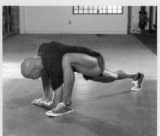

暖身

原地踏步（60 秒）

每個動作 8 次，共做 2 組。

| 髖部畫圈
Hip Circles | 扭轉伸手
Twist and Reach | 單膝跪姿超人式
Pointers |

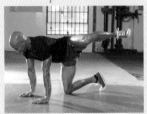
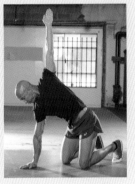
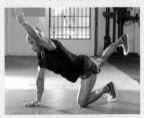

WORKOUT

做 40 秒，休息 20 秒

單邊曲腿臀橋 Bent Leg Bridge

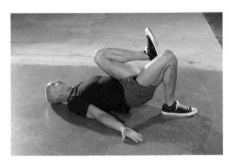
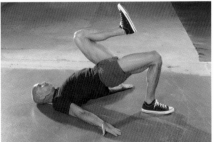

側平板伏地挺身 Starfish Drop

三角肌、胸肌、三頭肌、前臂、闊背肌、豎脊肌、腹肌、腹斜肌、肋間肌、髖部屈肌、臀肌、小腿肌肉、小腿後肌、大腿後肌、股四頭肌、髖外展肌／內收肌、二頭肌、頸部

這個動作很像側平板扭轉，只是在動作中間，你要下沉到伏地挺身的最低點。再把自己推回到伏地挺身的開始位置，然後換邊。

如果做不到完整的伏地挺身，起來的時候可以「蠕動」。重點在於下沉到伏地挺身的最低點時要控制身體，保持一直線。你知道重點是什麼：縮緊臀肌，稍微挺胸，收緊腹肌，下巴往內收。同樣的，做側平板的時候，身體也要保持筆直。

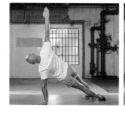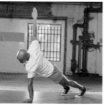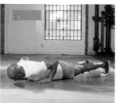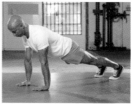

高抬腿 High Knee March

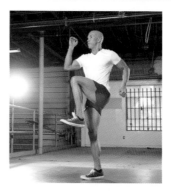

緩和
蜘蛛人手臂繞圈 Spiderman Arm Circles（左右各 8 次）

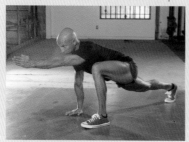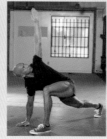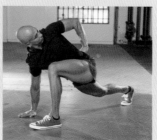

暖身

原地踏步（60 秒）

每個動作 8 次，共做 2 組。

髖部畫圈
Hip Circles

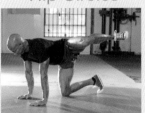

扭轉伸手
Twist and Reach

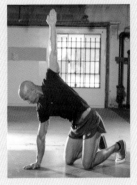

單膝跪姿超人式
Pointers

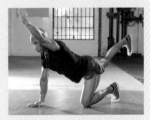

WORKOUT

做 40 秒，休息 20 秒

Y 字形轉動 Y Cuff

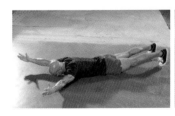
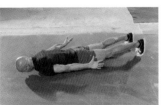
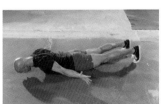

高抬踢 High Kick

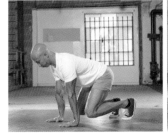
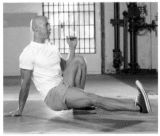
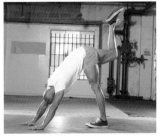

蹲撐練習 Squat Thrust

小腿肌肉、臀肌、髖部旋轉肌、大腿後肌、股四頭肌、小腿後肌、腹斜肌、豎脊肌、三角肌、三頭肌、前臂、闊背肌、腹肌、髖部屈肌、胸肌、二頭肌、頸部

做深蹲姿勢，雙腳平行，打開到髖關節到肩膀的寬度。膝蓋應該要朝前，髖關節往後推，挺胸。

吸氣：把手放到地上，雙腳一起流暢地向後踢，進入伏地挺身的開始姿勢。維持伏地挺身的姿勢，身體拉長，從頭到腳跟是一直線。

吐氣：雙腳保持平行，流暢地往前跳，回到深蹲姿勢，膝蓋朝前，髖關節往後推，挺胸。

深蹲要看起來像運動員的準備姿勢，隨時都能跳起來、衝刺或接球。

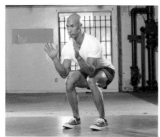
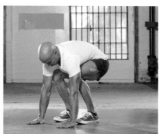
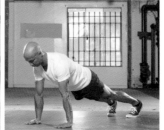

緩和

蜘蛛人手臂繞圈 Spiderman Arm Circles（左右各 8 次）

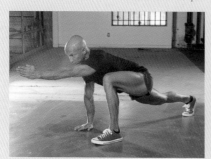
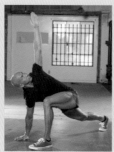
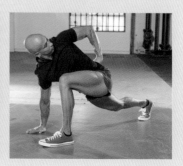

緩和

開髖伸手 Straddle Reach

伸展大腿內側和闊背肌

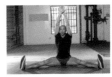

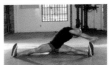

1. 坐在地板上，打開雙腿，感受大腿內側有輕微的拉伸。腳踝保持自然彎曲，腳趾頭跟膝蓋朝上。
2. 吐氣時，舉高雙臂，進入高坐流線姿勢。稍微挺胸。
3. 把左手放在背後的地上，用右手去碰左腳或更遠的地方，稍微彎曲背部以便完全伸展。保持這個姿勢，做一個完整的深呼吸。
4. 接著回到流線姿勢，然後再用左手去碰右腳。

速度放慢，在完全伸展時吐氣。

等長鴿式伸展 Isometric Pigeon Stretch

伸展髖部屈肌和臀肌

1. 左腿放在身體前方，左小腿彎曲成 90 度，或盡量接近 90 度，不要太勉強。如果左小腿的角度很大，沒有關係，那會是我們努力的目標。右腿則在身體後面完全伸直，右膝對著地面。

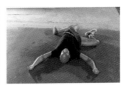

2. 把左手放在左膝正前方，用右手把左腳壓在地上。把左腳腳踝往下壓 10 秒。
3. 放鬆，立刻讓髖關節下沉到地面，同時用最慢的速度拉開髖關節和腳的距離。

做 8 次，接著換邊。

髖部捲動 Hip Rolls

髖部和脊椎的旋轉

1. 躺下，手臂擺成 Y 字形。膝蓋彎曲成 90 度，雙腳分開比肩膀略寬。
2. 膝蓋向左倒，輕輕把右膝壓到地面上，維持兩次呼吸的時間。
3. 膝蓋向右倒，輕輕把左膝壓到地面上，維持兩次呼吸的時間。

腹部保持繃緊，不要讓背部拱起。

左右各做 8 次。

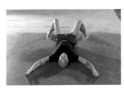 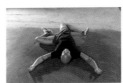 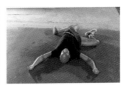

緩和　伸展身體，完全放鬆。左右各做 8 次，慢慢做。

蜘蛛人 A 字撐地 Spiderman A-frames
伸展小腿後肌、大腿後肌、髖關節和闊背肌
1. 擺出伏地挺身的開始姿勢，然後把左腳放到左手旁邊。
2. 伸直左腿，左腳的腳趾朝著臉的方向，感受左邊小腿後肌和大腿後肌的伸展。
3. 回到開始的姿勢，把左前臂放到地上，伸展左邊的髖關節。
速度放慢，放鬆，在每個姿勢上停留至少一次完整的呼吸。做 8 次，接著換邊。

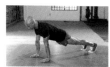 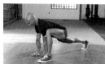 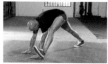 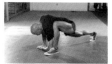

蜘蛛人手臂繞圈 Spiderman Arm Circles
改善髖部、脊椎和肩膀活動度
1. 擺出伏地挺身的開始姿勢，然後把
   左腳放到左手旁邊。
2. 吐氣：左手從地上抬起，用左手臂
   畫一個大圓。視線跟著左手，最後
   將左手的指節放到下背部。
3. 吸氣：反轉動作回到原位。
臀部壓低，做動作時，前方的膝蓋正對前方。

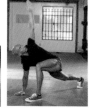 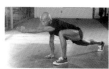 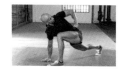

前彎高舉 Bloomers
伸展身體後側，改善肩膀活動度
1. 雙腳平行與髖關節同寬。做這個動作時，雙腿保持伸直。
2. 從腰部往前彎，讓上身、手臂和頭部垂下。盡量放鬆身體。身體完全前彎，
   保持放鬆。
3. 收緊肚臍，慢慢把身體向上捲回挺直的站姿。
4. 然後雙臂各畫一個大圈，來到流線姿勢，同時把氣全部吐出來。拉長身體。
5. 手臂向下畫一個大圈，收緊肚臍，從頭開始把身體往下捲。
身體往上和往下捲動時感受脊椎的伸展。慢慢做 8 次，控制好身體。

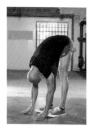 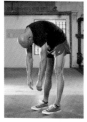 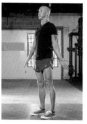 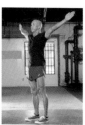 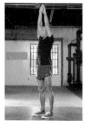

組合 2

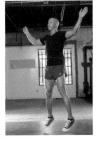
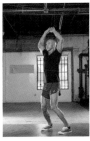

開合跳 60 秒

雙腳要保持平行，身體中段收緊，將手
臂擺到頭頂時，背部才不會弓起。保持
放鬆、呼吸，並把注意力放在節奏上。

下面的動作要做 2 組：

側躺抬腿 Side Lying Leg Lifts

啟動臀肌和髖部內旋肌

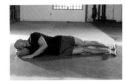

右側躺，全身拉直。頭枕在右臂，左臂放在身體前方
的地上。左腿抬到最高，同時旋轉左膝對著地面。抬
起上面那條腿的時候，髖關節保持內旋，你會感覺到
運動到上臀肌，而不是髖部屈肌。做 8 次，然後換成
左側躺，用右腿做 8 次。抬高的腳踝保持縮緊，腳趾
頭朝著自己。

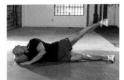

髂脛束抬腿 ITB Leg Lifts

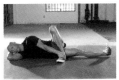

右側躺。左腿跨過右腿。用左手抓住左腳。內旋右邊
的髖關節，讓右膝朝上翻。
保持髖關節完全內旋，慢慢抬腿，用力吐氣。慢慢放
下腿的時候吸氣，重複動作。右膝一定要朝上！
右側躺做 8 次，然後換成左邊，也做 8 次。

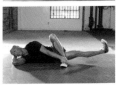

反手畫圈 Backstroke

右側躺，膝蓋靠近胸口，髖關節和膝蓋都彎曲成 90
度。伸直上方的手臂。向後轉 8 圈，越大越好。速度放慢，呼吸，向後畫大圈
時盡量放鬆。膝蓋疊在一起，靠近胸口。

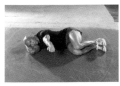
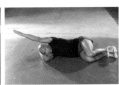
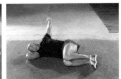

暖身　暖身包括四項運動，先讓心跳增快，另外三項則能增進髖關節、脊椎和肩膀的功能。

組合 1

原地踏步 60 秒

增快心跳。輕輕鬆鬆，不要費力。把注意力放在姿勢、呼吸和節奏上。

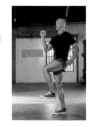

下列動作每個動作 8 次，共做 2 組：

髖部畫圈 Hip Circles

開展髖關節，啟動臀肌

手掌和膝蓋著地，呈四足跪姿，髖關節在膝蓋上方，肩膀在手腕上方。左膝蓋保持 90 度彎曲，輕輕把左腿抬離地面。然後向後轉 8 圈，越大越好。轉到最上面的時候盡量抬高膝蓋。控制動作，腿不要擺動。左邊做 8 次，右邊也做 8 次。然後重複，總共做 2 組。

扭轉伸手 Twist and Reach

改善肩膀和胸椎活動度

從四足跪姿開始，讓左臂經過身體下方，往右邊伸過去，收回後盡量舉高，同時將撐在地上的手臂往下壓，好在手舉到最高的時候盡量展開身體。往上抬的時候吐氣。左邊做 8 次，右邊也做 8 次。然後重複，總共做 2 組。

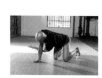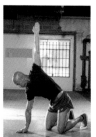

單膝跪姿超人式 Pointers

髖關節、脊椎和肩膀的屈曲及伸直

從四足跪姿開始，用左手肘去碰右膝蓋。然後左手臂和右腿向上伸展，直到背部彎起。往上抬的時候吐氣。做 8 次，接著換邊。然後重複，總共做 2 組。

暖身

原地踏步（60 秒）

每個動作 8 次，共做 2 組。

| 髖部畫圈
Hip Circles | 扭轉伸手
Twist and Reach | 單膝跪姿超人式
Pointers |

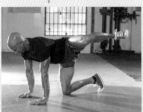
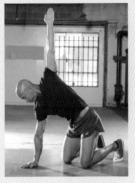
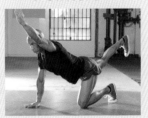

WORKOUT

做 40 秒，休息 20 秒

單邊曲腿捲腹 Bent Leg Crunch

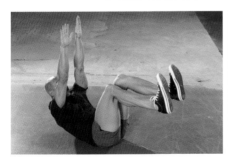
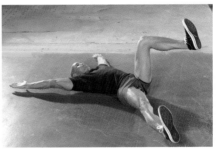

側抬踢 Side Kick

三角肌、三頭肌、前臂、腹肌、髖部屈肌、腹斜肌、豎脊肌、闊背肌、小腿後肌、大腿後肌、臀肌、股四頭肌、小腿肌肉、髖部內旋肌、肋間肌、斜方肌、頸部

先做跪姿踢腿，然後到高抬踢姿勢的最高點。

從這裡把右腳抬高，翻到左側，像蠍子的毒刺，會感受到身體右側的伸展。支撐腿盡量伸直，胸口壓向支撐腿。

回到開始位置，換邊。在做跪姿踢腿和側抬踢時吐氣。

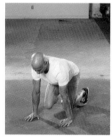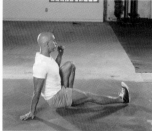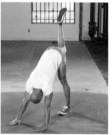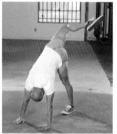

跪姿抬膝 Stork Stance

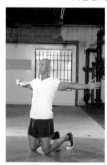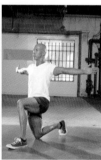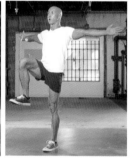

緩和
蜘蛛人手臂繞圈 Spiderman Arm Circles（左右各 8 次）

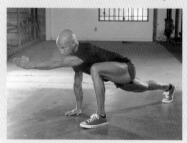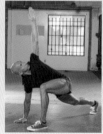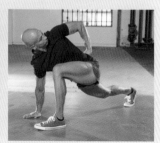

暖身

原地踏步（60 秒）

每個動作 8 次，共做 2 組。

| 髖部畫圈
Hip Circles | 扭轉伸手
Twist and Reach | 單膝跪姿超人式
Pointers |

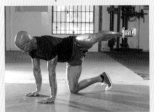
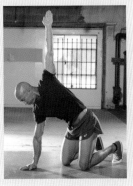
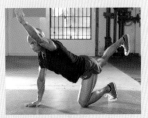

WORKOUT

做 40 秒，休息 20 秒

手臂畫圈 Arm Haulers

提示：縮緊臀肌，吸緊肚臍，胸部靠在地上，下巴略收。

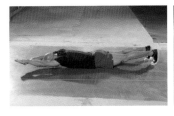
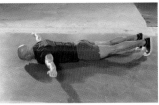
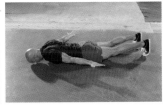

肘撐側平板下沉 Low Drop

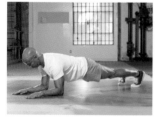
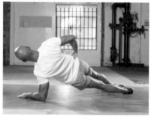
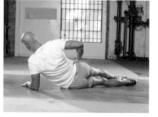

流線羅馬尼亞硬舉 Streamline Romanian Dead Lift

提示：每做完一次，都要拉長身體。縮緊臀肌，稍微挺胸，把氣吐乾淨。

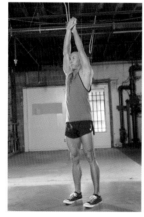
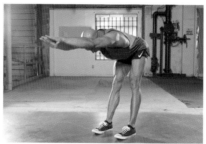

緩和
蜘蛛人手臂繞圈 Spiderman Arm Circles（左右各 8 次）

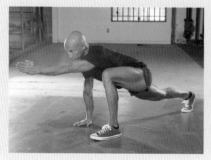
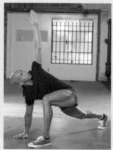
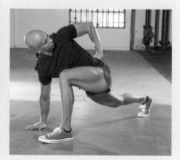

暖身

開合跳（60 秒）

下面的運動各做 8 次，共做 2 組。

側躺抬腿 Side Lying Leg Lifts	髂脛束抬腿 ITB Leg Lifts	反手畫圈 Backstroke

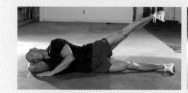 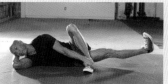 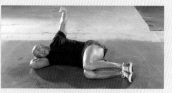

WORKOUT

做 45 秒，休息 15 秒

展臂伸手 T-arm Reach

後三角肌、肋間肌、肩旋轉肌、斜方肌、小腿肌肉、股四頭肌、臀肌、腹肌、豎脊肌、闊背肌、頸部、三頭肌、前臂

趴在地上，雙手放在背上。

吸氣：把左手放到身體左側，拇指朝上，然後伸直手臂，與身體成 T 字形，打開手掌。

吐氣：左手拇指盡量抬高。

吸氣：手臂放低，與地面平行。

吐氣：把手拉到腋窩下方，然後放回背上。

換邊繼續。

手臂往身體兩側伸直時，骨盆要貼著地面，吸緊肚臍，胸部靠在地上。這個動作可以刺激關節活動度和能力，手臂移動時，脊椎保持拉長穩定。

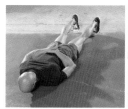 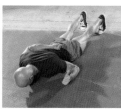 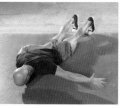 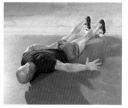

側平板伏地挺身 Starfish Drop

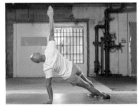 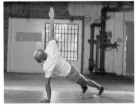 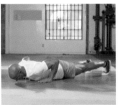 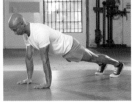

屈膝抬腿跑 High Knee Run

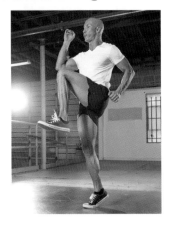

緩和

前彎高舉 Bloomers（8 次，動作要慢）

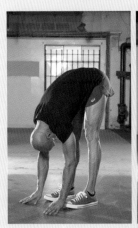 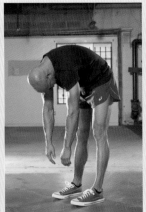 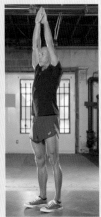

暖身

開合跳（60 秒）

下面的運動各做 8 次，共做 2 組。

側躺抬腿 Side Lying Leg Lifts	髂脛束抬腿 ITB Leg Lifts	反手畫圈 Backstroke

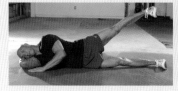
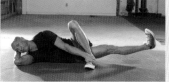
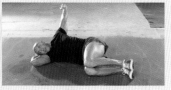

WORKOUT

做 45 秒，休息 15 秒

單邊曲腿捲腹 Bent Leg Crunch

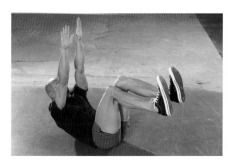
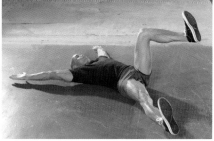

跪姿踢腿 Kickout

提示：每做一次跪姿踢腿，回到開始的姿勢時，膝蓋要靠近雙手。這樣子動作會比較容易一點，也讓你能注意腳的動作。

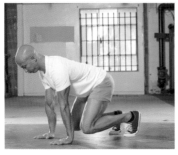 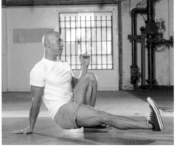

蹲撐練習 Squat Thrust

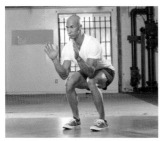 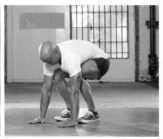 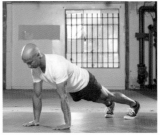

緩和
前彎高舉 Bloomers（8 次，動作要慢）

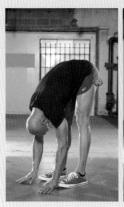 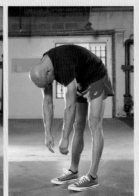 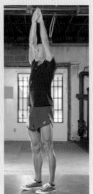

暖身

開合跳（60 秒）

下面的運動各做 8 次，共做 2 組。

側躺抬腿 Side Lying Leg Lifts

髂脛束抬腿 ITB Leg Lifts

反手畫圈 Backstroke

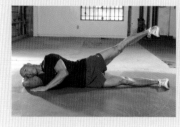
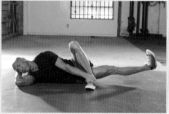
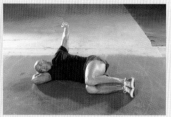

WORKOUT

做 45 秒，休息 15 秒

單邊曲腿臀橋 Bent Leg Bridge

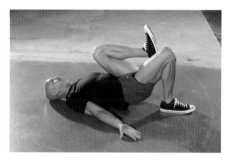
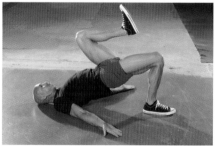

下犬式伏地挺身 Double Fun Glide

胸肌、三角肌、三頭肌、腹肌、髖部屈肌、大腿後肌、小腿後肌、小腿肌肉、豎脊肌、闊背肌、前臂、股四頭肌、臀肌、肋間肌、斜方肌、頸部

擺出伏地挺身的開始姿勢，雙腳打開到髖關節的寬度，手腕在肩膀正下方。

把臀部向上推，同時把胸口壓向腳的方向。讓腳跟盡量靠近地面。你應該會感覺到腿後側有伸展的感覺。

吸氣：身體下沉到伏地挺身最低的位置。

吐氣：回到開始的位置。

把這個動作看成伏地挺身，但每次做完都要把臀部往上推，好好伸展。

如果要簡化，「蠕動」到伏地挺身的開始位置，然後把臀部往上推。最後把身體拉長，保持筆直，緩緩控制著下沉。

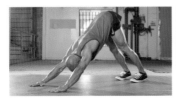 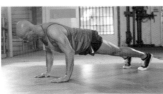 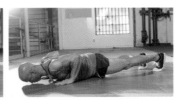

流線羅馬尼亞硬舉
Streamline Romanian Dead Lift

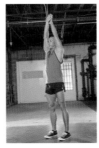 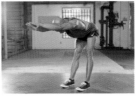

緩和
前彎高舉 Bloomers（8 次，動作要慢）

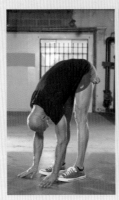 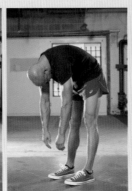 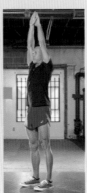

暖身

開合跳（60 秒）

下面的運動各做 8 次，共做 2 組。

側躺抬腿 Side Lying Leg Lifts

髂脛束抬腿 ITB Leg Lifts

反手畫圈 Backstroke

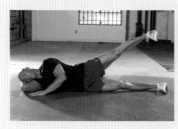
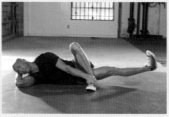
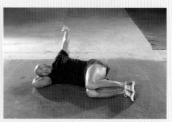

WORKOUT

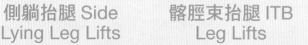

做 45 秒，休息 15 秒

展臂伸手 T-arm Reach

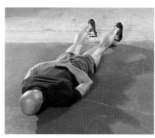
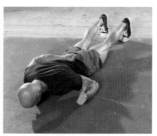
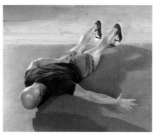
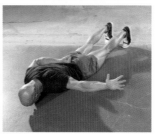

掌撐側平板下沉 High Drop

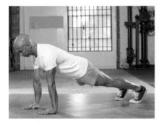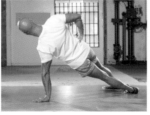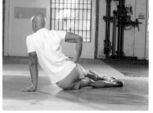

展臂深蹲 T-arm Squat

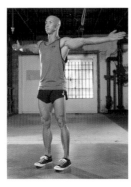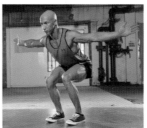

緩和
前彎高舉 Bloomers（8 次，動作要慢）

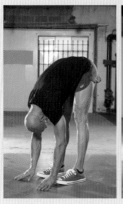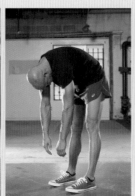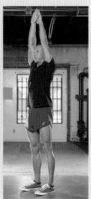

暖身

原地踏步（60 秒）

每個動作 8 次，共做 2 組。

髖部畫圈 Hip Circles	扭轉伸手 Twist and Reach	單膝跪姿超人式 Pointers

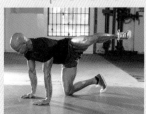
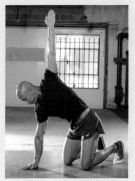
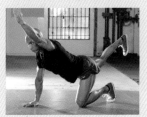

WORKOUT

做 45 秒，休息 15 秒

單邊曲腿捲腹 Bent Leg Crunch

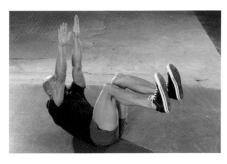
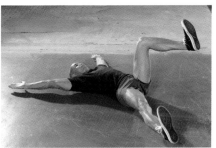

側抬踢 Side Kick

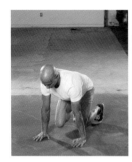 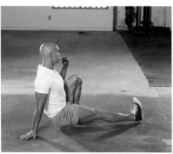 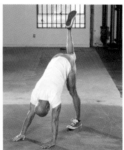 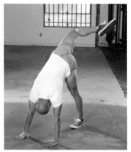

高抬腿跳 High Knee Skip

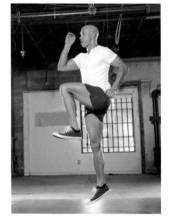

小腿肌肉、臀肌、髖部屈肌、髖部旋轉肌、大腿後肌、股四頭肌、小腿後肌、腹肌、腹斜肌、豎脊肌、三角肌、闊背肌、斜方肌、髖外展肌／內收肌、二頭肌、頸部

我們要原地跳。會這個動作的人不多，如果你已經會了，那就太好了。如果還不會：

開始時先原地跑，保持輕巧。膝蓋先不要抬太高。

每邊跑幾步以後，每步跑完就停頓一秒，讓膝蓋在空中停留一下。找到自己的節奏。

接下來，每一步都加一個單腳跳。現在你就在原地跳了！

越來越熟練後，膝蓋抬得更高一點，手臂要有力地擺動。如果你實在做不到高抬腿跳，就改成屈膝抬腿跑或高抬腿。

緩和
開髖伸手 Straddle Reach（左右各 8 次）

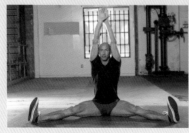 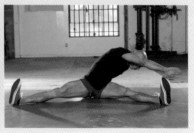

暖身

原地踏步（60 秒）

每個動作 8 次，共做 2 組。

髖部畫圈
Hip Circles

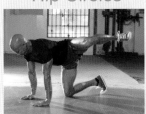

扭轉伸手
Twist and Reach

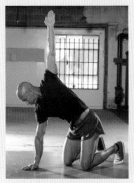

單膝跪姿超人式
Pointers

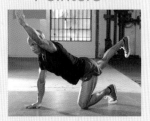

WORKOUT
做 45 秒，休息 15 秒

單邊曲腿臀橋 Bent Leg Bridge

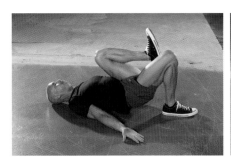
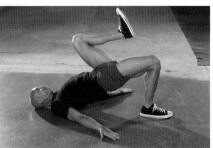

肘撐側平板下沉 Low Drop

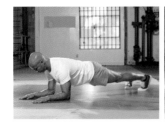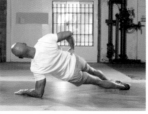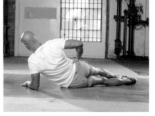

臀部深蹲 Bottom Squat

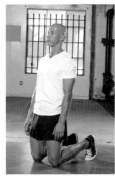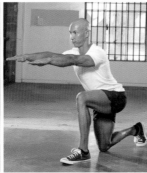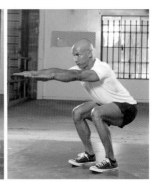

緩和
開髖伸手 Straddle Reach（左右各 8 次）

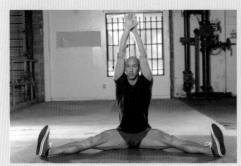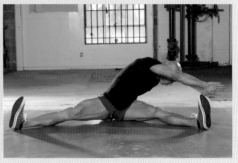

暖身

原地踏步（60 秒）

每個動作 8 次，共做 2 組。

髖部畫圈
Hip Circles

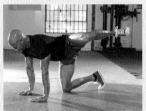

扭轉伸手
Twist and Reach

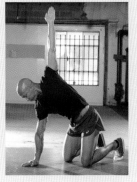

單膝跪姿超人式
Pointers

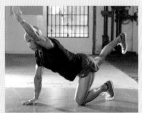

WORKOUT

做 45 秒，休息 15 秒

Y 字形轉動 Y Cuff

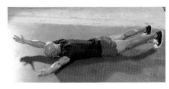 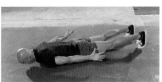 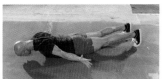

側平板伏地挺身 Starfish Drop

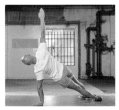 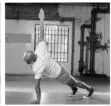 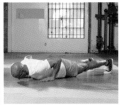 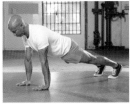

羅馬尼亞硬舉到深蹲 Romanian Dead Lift to Squat

臀肌、大腿後肌、股四頭肌、闊背肌、斜方肌、豎脊肌、小腿肌肉、三角肌、小腿後肌、腹肌、三頭肌、前臂、頸部、髖部旋轉肌

來到流線羅馬尼亞硬舉的開始姿勢，雙腳平行，打開到髖關節的寬度。

吸氣：雙腿伸直，髖關節向後推，以髖關節為支點往前壓，直到感受大腿後肌有拉伸感。把臀部向後推，雙手向前伸，同時雙腿保持伸直。

吐氣：彎曲膝蓋臀部向下，挺胸，雙臂在身體兩側完全打開，來到展臂深蹲的最低點。

吸氣：伸直雙腿，把手伸到頭上，來到流線羅馬尼亞硬舉的最低點。

吐氣：站直身體，完成這個動作。

每次做動作的時候，確保雙腳保持平行，膝蓋朝前。

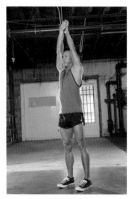
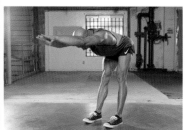
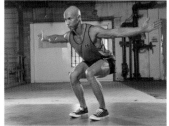

緩和
開髖伸手 Straddle Reach（左右各 8 次）

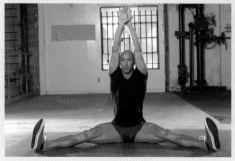
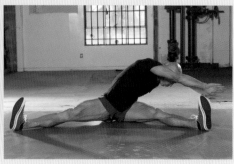

暖身

原地踏步（60 秒）

每個動作 8 次，共做 2 組。

髖部畫圈
Hip Circles

扭轉伸手
Twist and Reach

單膝跪姿超人式
Pointers

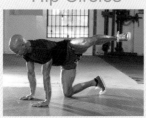
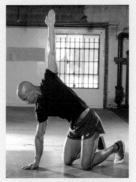
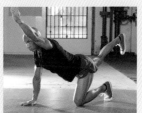

WORKOUT

做 45 秒，休息 15 秒

手臂畫圈 Arm Haulers

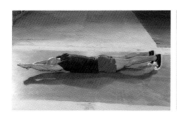
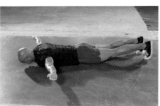
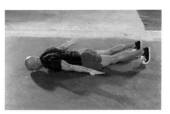

側抬踢 Side Kick

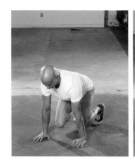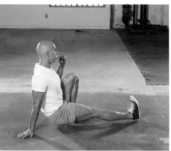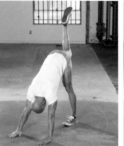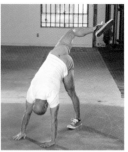

跪姿抬膝 Stork Stance

提示：膝蓋盡量抬高，同時完全伸展支撐腿，才能盡量拉直身體。你應該會感覺到臀肌有種很棒的擠壓感。

抬高那隻腳的腳趾頭要往上，跟原地踏步一樣。

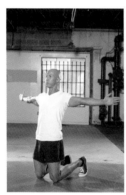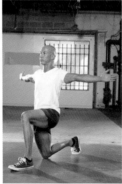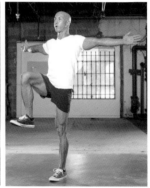

緩和
開髖伸手 Straddle Reach（左右各 8 次）

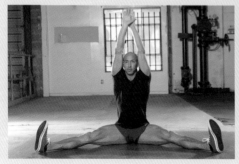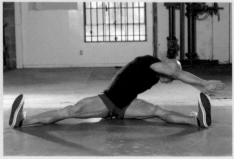

暖身

開合跳（60 秒）

下面的運動各做 8 次，共做 2 組。

側躺抬腿 Side Lying Leg Lifts

髂脛束抬腿 ITB Leg Lifts

反手畫圈 Backstroke

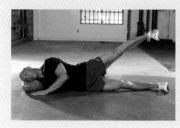
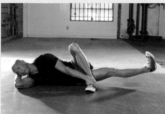
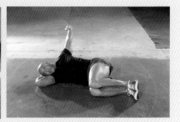

WORKOUT

做 50 秒，休息 10 秒

平行雙腿臀橋 Parallel Leg Bridge

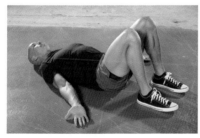
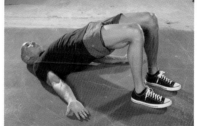

跪姿踢腿 Kickout

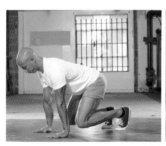
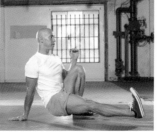

側蹲 Side Squat

小腿肌肉、臀肌、髖部旋轉肌、髖外展肌／內收肌、大腿後肌、股四頭肌、小腿後肌、腹斜肌、豎脊肌、髖部屈肌、腹肌、闊背肌、三角肌、斜方肌

從雙腿跪姿開始。

吸氣：右腳向前踩一大步，成單跪姿，手臂向前伸直。

吐氣：把重心移到右腿上，向左轉 45 度，直到右腿彎曲成 90 度，左腿伸直。

吸氣：反轉動作，回到單跪姿。

吐氣：從單跪姿回到雙腿跪姿。

換邊繼續。

做側蹲的時候，轉動身體到雙腳平行，彎曲的膝蓋和腳趾頭是同一個方向。臀部壓低，挺胸！

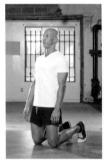 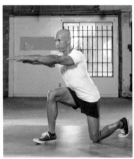 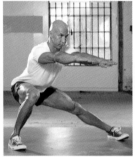 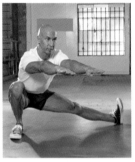

緩和
等長鴿式伸展 Isometric Pigeon Stretch
（左右各 8 次，每次持續 10 秒）

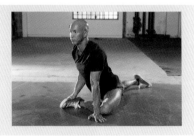

暖身

開合跳（60 秒）

下面的運動各做 8 次，共做 2 組。

側躺抬腿 Side Lying Leg Lifts	髂脛束抬腿 ITB Leg Lifts	反手畫圈 Backstroke
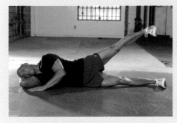	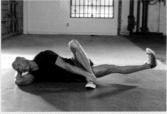	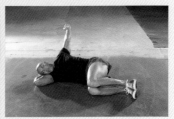

WORKOUT

做 50 秒，休息 10 秒

展臂伸手 T-arm Reach

提示：動作要跟呼吸保持協調。

吸氣時，手臂在身體兩側打開。抬高手臂時用力吐氣。放下手臂時吸氣。把手臂再度放回背上時吐氣。換邊繼續。

動作跟呼吸同步的話，就能迅速且輕鬆地強化協調、表現和力量。你會立刻感覺到差異。

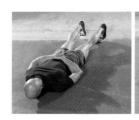 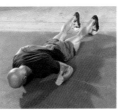 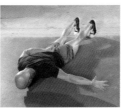 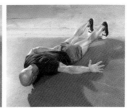

高抬踢 High Kick

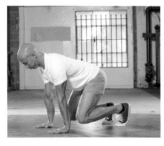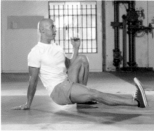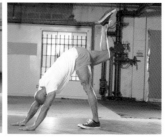

蹲撐練習 Squat Thrust

每做完一次，回到深蹲姿勢時要記得挺胸，同時吐氣。

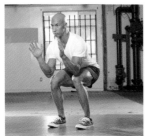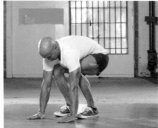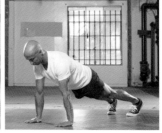

緩和
等長鴿式伸展 Isometric Pigeon Stretch
（左右各 8 次，每次持續 10 秒）

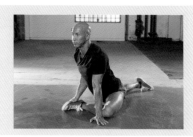

暖身

開合跳（60 秒）

下面的運動各做 8 次，共做 2 組。

| 側躺抬腿 Side Lying Leg Lifts | 髂脛束抬腿 ITB Leg Lifts | 反手畫圈 Backstroke |

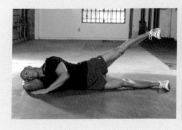 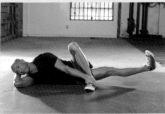 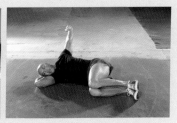

WORKOUT

做 50 秒，休息 10 秒

單邊曲腿捲腹 Bent Leg Crunch

提示：挑戰關節的活動度！

身體降到最低時，背部保持貼地，雙手盡量過頭往外伸，把氣吐光。

腿放下並往兩側張開時，腿要完全伸直，膝蓋和腳趾頭都朝上。

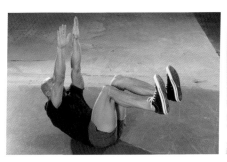 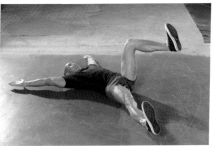

下犬式伏地挺身 Double Fun Glide

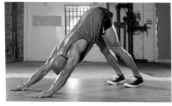 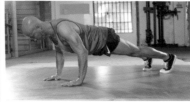 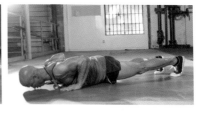

高抬腿跳 High Knee Skip

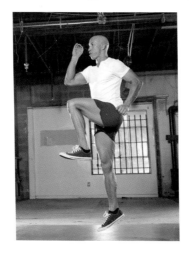

緩和
等長鴿式伸展 Isometric
Pigeon Stretch
（左右各 8 次，每次持續 10 秒）

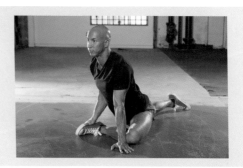

暖身

開合跳（60 秒）

下面的運動各做 8 次，共做 2 組。

側躺抬腿 Side Lying Leg Lifts	髂脛束抬腿 ITB Leg Lifts	反手畫圈 Backstroke

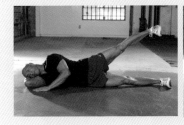 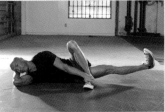 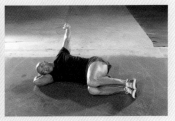

WORKOUT

做 50 秒，休息 10 秒

Y 字形轉動 Y Cuff

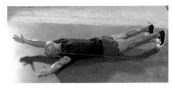 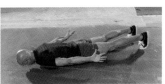 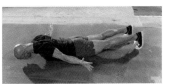

掌撐側平板兩次著地 Double Drop

三角肌、三頭肌、前臂、闊背肌、豎脊肌、腹肌、腹斜肌、肋間肌、
髖部屈肌、臀肌、小腿肌肉、小腿後肌、大腿後肌、股四頭肌、髖外展肌
／內收肌、胸肌、二頭肌、頸部

這個動作跟掌撐側平板下沉一樣，只是要**做兩次再換邊**。

從伏地挺身的開始位置，將雙腳腳跟同時轉向左邊。換成左手撐地的側平板，右手放在髖關節的位置。

吸氣：髖關節下沉到地面。

吐氣：抬高臀部，從頭到腳跟成一直線。

重複，接著換邊。

每次髖關節下沉後，把臀部稍微往前推，挺胸，收緊腹肌，頭部跟身體其他部位成一直線。做這個動作時，不要看自己。

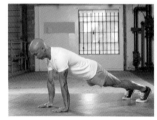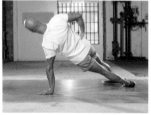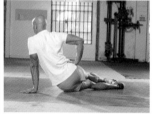

側蹲 Side Squat

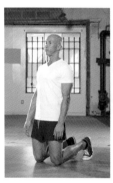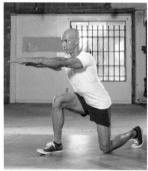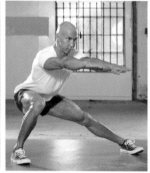

緩和
等長鴿式伸展 Isometric Pigeon Stretch
（左右各 8 次，每次持續 10 秒）

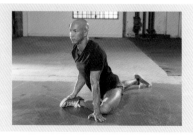

暖身

原地踏步（60 秒）

每個動作 8 次，共做 2 組。

| 髖部畫圈
Hip Circles | 扭轉伸手
Twist and Reach | 單膝跪姿超人式
Pointers |

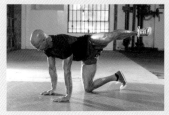
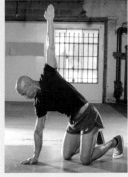
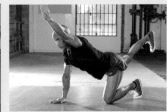

WORKOUT

做 50 秒，休息 10 秒

手臂畫圈 Arm Haulers

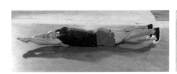
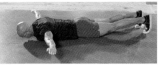
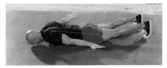

側抬踢 Side Kick

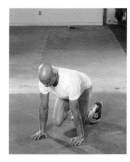
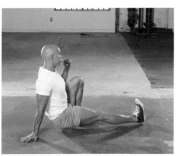
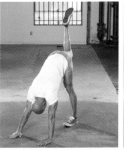
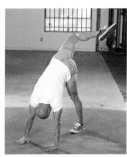

下沉撐體 Drop Thrust

小腿肌肉、臀肌、髖部旋轉肌、大腿後肌、股四頭肌、小腿後肌、腹斜肌、豎脊肌、三角肌、三頭肌、前臂、闊背肌、腹肌、髖部屈肌、胸肌、二頭肌、頸部

類似蹲撐練習，但在這裡會加入動態的伏地挺身。

做出運動員的準備姿勢，雙腳平行，打開到髖關節到肩膀之間的寬度。膝蓋要朝前，髖關節往後推，挺胸。

吸氣：雙手放到地面，雙腳向後踢，直接下沉到伏地挺身的最低點，身體著地，雙手放在肩膀下方。這些動作要一氣呵成。

吐氣：跳回站姿，雙腳平行，膝蓋朝前，髖關節往後推，挺胸。

集中注意力，流暢地跳入和跳出漂亮的深蹲姿勢。

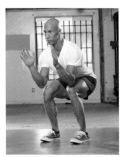 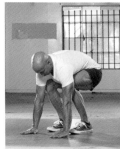 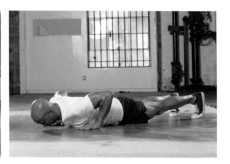

緩和
髖部捲動 Hip Rolls（8 次，動作要慢）

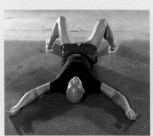 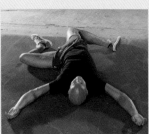 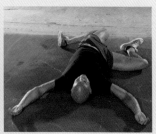

暖身

原地踏步（60 秒）

每個動作 8 次，共做 2 組。

髖部畫圈
Hip Circles

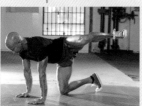

扭轉伸手
Twist and Reach

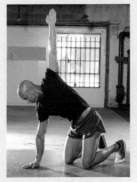

單膝跪姿超人式
Pointers

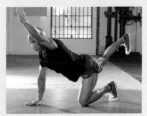

WORKOUT

做 50 秒，休息 10 秒

單邊曲腿捲腹 Bent Leg Crunch

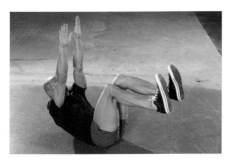
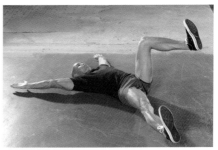

側平板扭轉 Starfish Twist

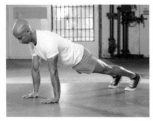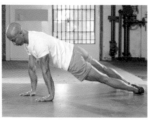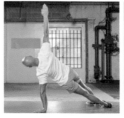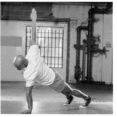

羅馬尼亞硬舉到深蹲 Romanian Dead Lift to Squat

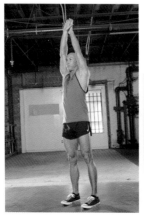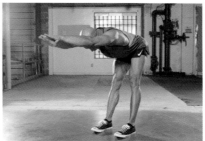

緩和
髖部捲動 Hip Rolls（8 次，動作要慢）

暖身

原地踏步（60 秒）

每個動作 8 次，共做 2 組。

髖部畫圈 Hip Circles	扭轉伸手 Twist and Reach	單膝跪姿超人式 Pointers

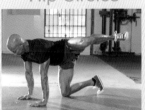
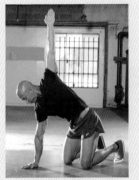
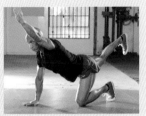

WORKOUT

做 50 秒，休息 10 秒

單邊直腿臀橋 Straight Leg Bridge

臀肌、大腿後肌、髖部屈肌、腹肌、小腿肌肉、股四頭肌、豎脊肌、闊背肌、下／中斜方肌、三角肌、前臂

做單邊曲腿臀橋的開始姿勢，左膝靠近胸口。伸直左腿，把左腳跟直線朝上壓。抬高的腳踝保持自然彎曲，腳趾頭朝著自己。想像你的腳上頂著一杯茶。

吐氣：盡量抬高臀部，到最高的時候縮緊腹肌。

吸氣：放下臀部。

做 2 次，然後換邊，臀部要一直保持抬高。

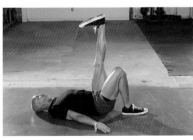
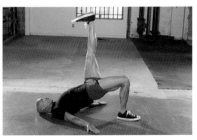

掌撐側平板兩次著地 Double Drop

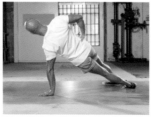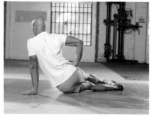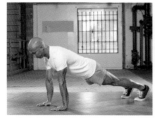

側蹲 Side Squat

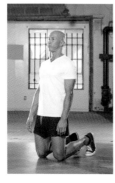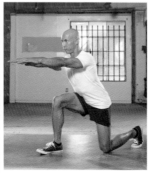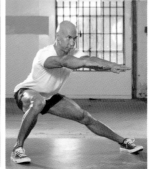

緩和

髖部捲動 Hip Rolls（8 次，動作要慢）

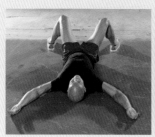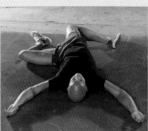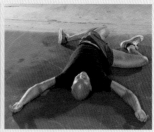

暖身

原地踏步（60 秒）

每個動作 8 次，共做 2 組。

髖部畫圈
Hip Circles

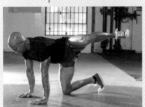

扭轉伸手
Twist and Reach

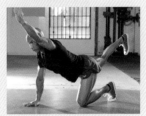

單膝跪姿超人式
Pointers

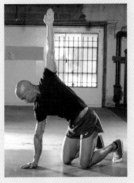

WORKOUT

做 50 秒，休息 10 秒

展臂伸手 T-arm Reach

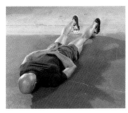 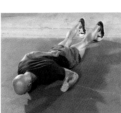 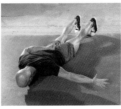 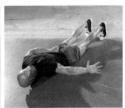

跪姿踢腿 Kickout

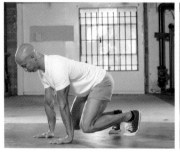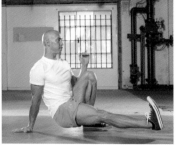

下沉撐體 Drop Thrust

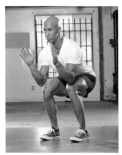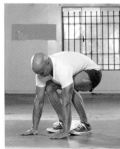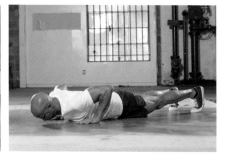

緩和
髖部捲動 Hip Rolls（8 次，動作要慢）

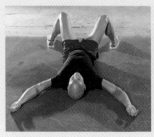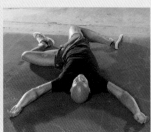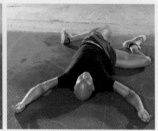

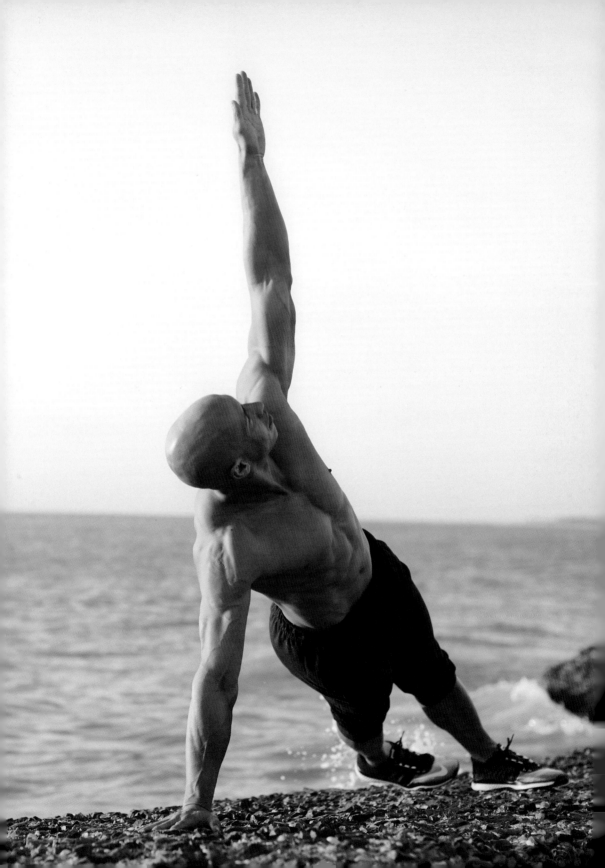

週期 3

STRONG & LEAN 已經證實增肌效果超越舉重，燃燒的
脂肪超過有氧，也能以更安全的方式打造出更有魅力
的體格。看了這本書以後，你只需要一項健身器材，
就是你的身體。

暖身

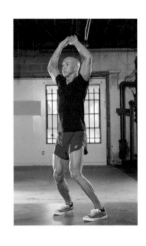

開合跳（60 秒）

下面的運動各做 8 次，共做 2 組。

側躺抬腿 Side Lying Leg Lifts

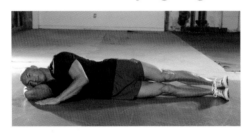

髂脛束抬腿 ITB Leg Lifts

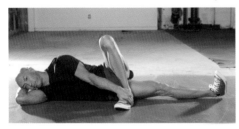 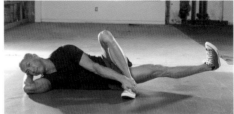

反手畫圈 Backstroke

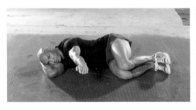 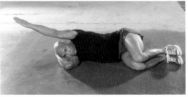 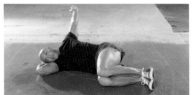

WORKOUT
做 40 秒，休息 20 秒

下犬式伏地挺身 Double Fun Glide

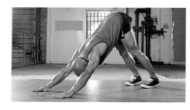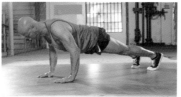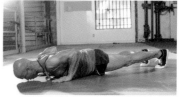

讓我進去 Let Me Ins

闊背肌、後三角肌、斜方肌、二頭肌、前臂、臀肌、大腿後肌、豎脊肌、股四頭肌、小腿肌肉、腹肌、腹斜肌、頸部

準備吊帶，可以固定在門框上方或圖示的高處定位點，將把手拉到胸前，雙腳在把手前面一點。[1] 站直身體，將把手拉到胸口。身體應該會稍微後傾。

吸氣：下沉到深蹲姿勢，手臂完全伸直。下沉到最低點時，感受到肩胛骨的伸展。

吐氣：回到挺直的站姿，再度將把手拉到胸口。到最高點的時候，擠壓肩胛骨，把手向兩邊拉開。

要提高難度，雙腳放前面一點，增加後傾的角度。

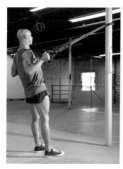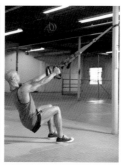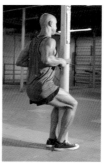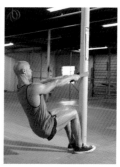

---

1. 如果沒有吊帶，可以找一扇堅固的門，把小毛巾纏在門把上。如圖所示，把繩子或毛巾繞過結實的桿子或欄杆也不錯。如果自行變化，做這個動作時髖關節和膝蓋都要彎曲成 90 度。

羅馬尼亞硬舉到深蹲 Romanian Dead Lift to Squat

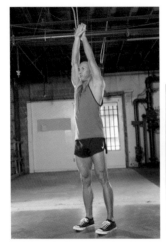
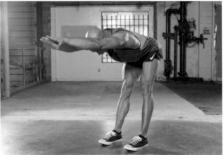

緩和
蜘蛛人 A 字撐地 Spiderman A-frames（左右各 8 次，動作要慢）

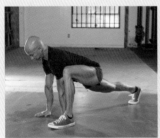
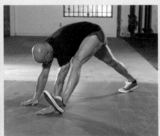
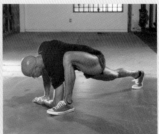

暖身

開合跳（60 秒）

下面的運動各做 8 次，共做 2 組。

側躺抬腿 Side Lying Leg Lifts

髂脛束抬腿 ITB Leg Lifts

反手畫圈 Backstroke

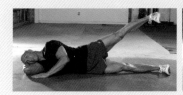
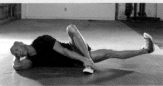
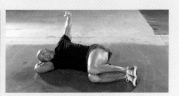

WORKOUT

做 50 秒，休息 10 秒

單邊直腿臀橋 Straight Leg Bridge

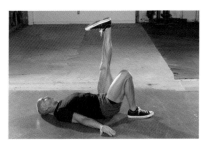
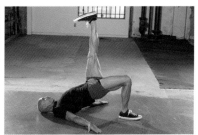

側抬踢 Side Kick

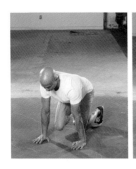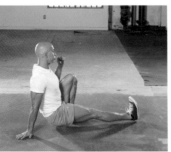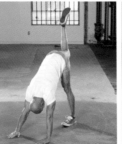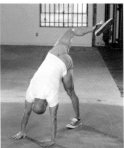

跪姿抬膝 Stork Stance

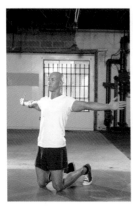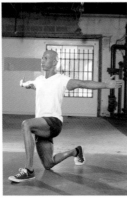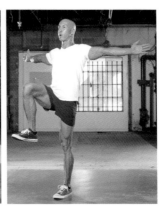

緩和

蜘蛛人手臂繞圈 Spiderman Arm Circles（左右各 8 次）

暖身

開合跳（60 秒）

下面的運動各做 8 次，共做 2 組。

| 側躺抬腿 Side Lying Leg Lifts | 髂脛束抬腿 ITB Leg Lifts | 反手畫圈 Backstroke |

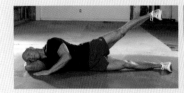 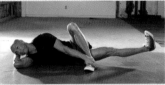 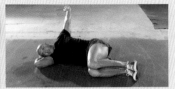

WORKOUT

做 50 秒，休息 10 秒

單邊直腿捲腹 Straight Leg Crunch

腹肌、髖部屈肌、腹斜肌、頸部、三角肌、小腿肌肉、股四頭肌、臀肌、髖部旋轉肌、肋間肌、斜方肌

這跟單邊曲腿捲腹一樣，只是雙腿要伸直，或盡量伸直。腳趾頭朝著臉的方向，雙腳保持平行，雙腳的腳踝就會自然彎曲。一開始的時候，雙手舉高去碰到腳。

吐氣：手臂放下，回到 Y 字形，下背部貼著地面。同時，右腿放下到身體的右邊，膝蓋和腳趾頭都朝上。

吸氣：回到開始位置，換邊做。

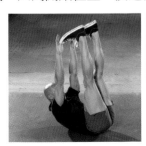 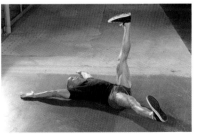

側平板伏地挺身 Starfish Drop

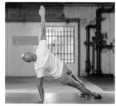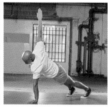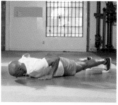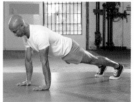

展臂深蹲 T-arm Squat

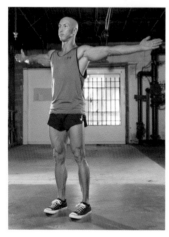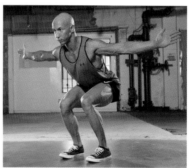

緩和

前彎高舉 Bloomers（8次，動作要慢）

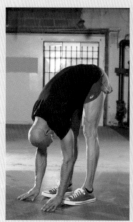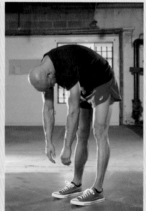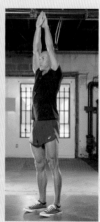

暖身

開合跳（60 秒）

下面的運動各做 8 次，共做 2 組。

側躺抬腿 Side
Lying Leg Lifts

髂脛束抬腿 ITB
Leg Lifts

反手畫圈
Backstroke

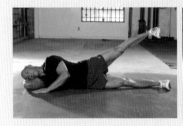
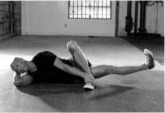
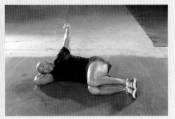

WORKOUT

做 50 秒，休息 10 秒

展臂伸手 T-arm Reach

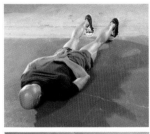
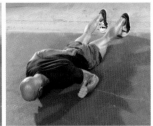
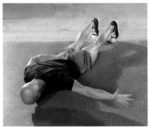
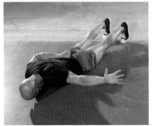

跪姿踢腿 Kickout

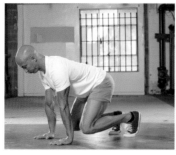
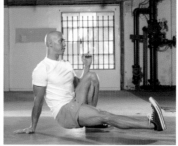

側蹲 Side Squat

提示：從單膝跪姿到側蹲時，記得要壓低臀部跟挺胸。雙腳保持平行，彎曲的膝蓋和腳趾頭朝著同一個方向。

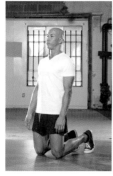
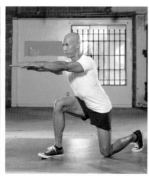
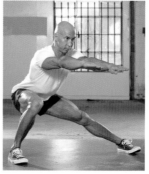
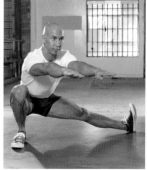

緩和
開髖伸手 Straddle Reach（左右各 8 次）

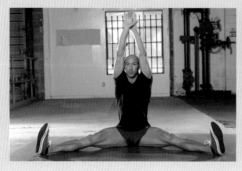
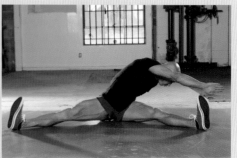

暖身

開合跳（60 秒）

下面的運動各做 8 次，共做 2 組。

側躺抬腿 Side Lying Leg Lifts	髂脛束抬腿 ITB Leg Lifts	反手畫圈 Backstroke

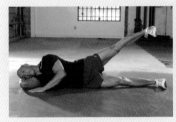 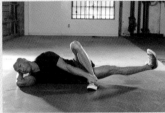 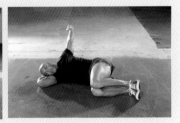

WORKOUT

做 40 秒，休息 20 秒

肘撐側平板下沉 Low Drop

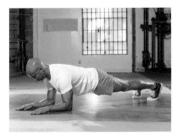 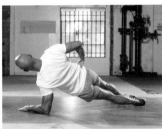 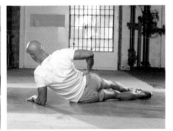

讓我起來 Let Me Ups

闊背肌、後三角肌、斜方肌、二頭肌、前臂、臀肌、大腿後肌、豎脊肌、股四頭肌、小腿肌肉、腹肌、腹斜肌、頸部

你需要高度跟髖關節差不多的物品，你可以躺在下方，把自己拉起來，吊帶或堅固的桌子都可以。

躺下，雙腳靠近髖關節，讓膝蓋彎曲。雙手抬起，抓住準備好的物品把自己拉起來。收緊臀肌和腹肌，抬起髖關節，讓自己從頭到膝蓋是一直線。

吐氣：把胸口拉到雙手中間，抬到最高點時擠壓肩胛骨。

吸氣：身體下沉回到開始的位置，完全伸直手臂，完成一次動作。

抬高臀部，收緊腹肌，動作時盡量保持身體筆直。

如果這個動作太難，可以換成讓我進去。相反的，要提高難度，可以把腳放到椅子上，或其他與膝蓋同高的東西上。

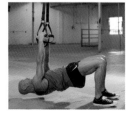 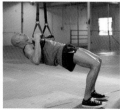 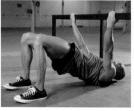 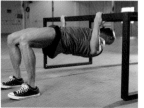

下沉撐體 Drop Thrust

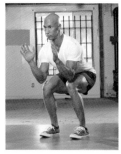 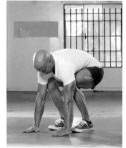 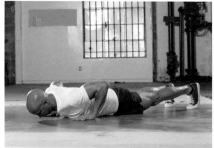

緩和

等長鴿式伸展 Isometric Pigeon Stretch

（左右各 8 次，每次 10 秒）

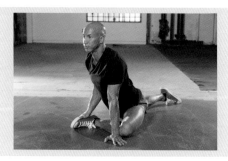

暖身

原地踏步（60 秒）

每個動作 8 次，共做 2 組。

髖部畫圈
Hip Circles

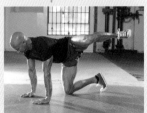

扭轉伸手
Twist and Reach

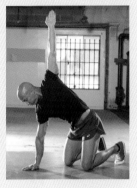

單膝跪姿超人式
Pointers

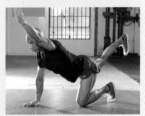

WORKOUT

做 50 秒，休息 10 秒

單邊曲腿捲腹 Bent Leg Crunch

提示：雙手盡量舉高，放下時吐氣，到最低點的時候，下背部要貼著地面。

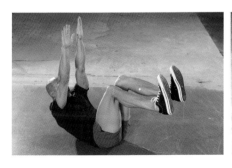

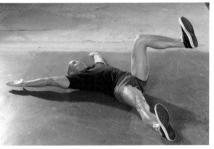

高抬踢 High Kick

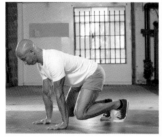
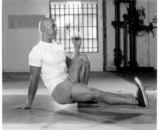
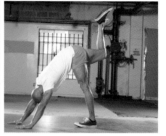

蹲撐練習 Squat Thrust

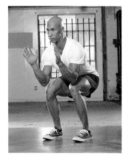
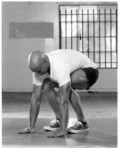
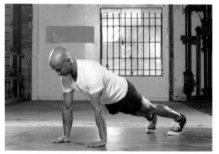

緩和
髖部捲動 Hip Rolls（8 次，動作要慢）

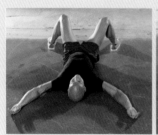
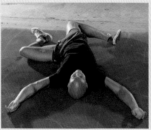
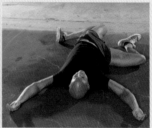

暖身

原地踏步（60 秒）

每個動作 8 次，共做 2 組。

髖部畫圈
Hip Circles

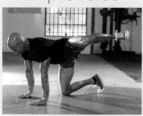

扭轉伸手
Twist and Reach

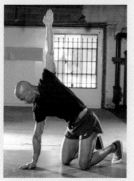

單膝跪姿超人式
Pointers

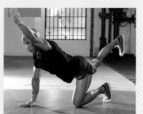

WORKOUT
做 50 秒，休息 10 秒

單邊直腿臀橋 Straight Leg Bridge

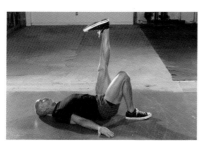
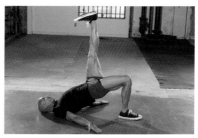

展臂伸手 T-arm Reach

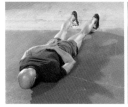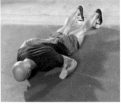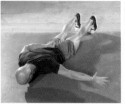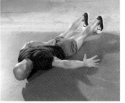

跪姿抬膝 Stork Stance

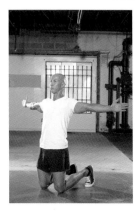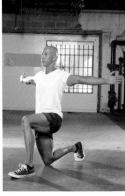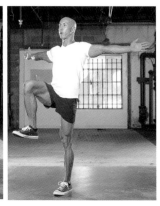

緩和
蜘蛛人 A 字撐地 Spiderman A-frames（左右各 8 次，動作要慢）

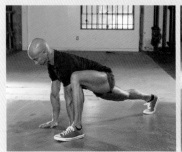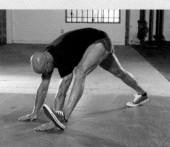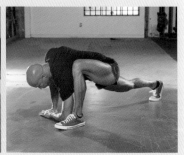

暖身

原地踏步（60秒）

每個動作8次，共做2組。

髖部畫圈 Hip Circles	扭轉伸手 Twist and Reach	單膝跪姿超人式 Pointers

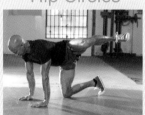
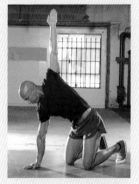
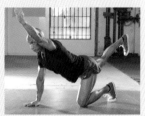

WORKOUT

做 40 秒，休息 20 秒

下犬式伏地挺身 Double Fun Glide

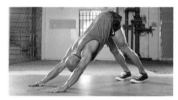
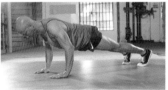
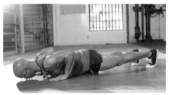

讓我進去 Let Me Ins

提示：到最高點的時候，確實擠壓肩胛骨，把手向兩邊拉開，彷彿你是超人，要拉開衣服展現胸膛上的 S。

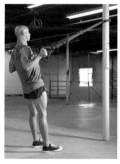
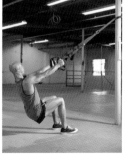
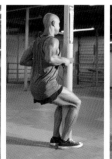
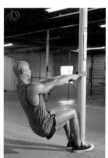

深蹲到羅馬尼亞硬舉 Squat to Romanian Dead Lift

臀肌、大腿後肌、股四頭肌、闊背肌、斜方肌、豎脊肌、小腿肌肉、三角肌、小腿後肌、腹肌、三頭肌、前臂、頸部、髖部旋轉肌

這個動作把羅馬尼亞硬舉到深蹲反過來做。做出展臂深蹲的開始姿勢。

吸氣：臀部往後推，來到展臂深蹲的最低點。

吐氣：伸直雙腿，雙臂過頭，來到流線羅馬尼亞硬舉的最低點。

吸氣：彎曲膝蓋，挺胸，雙臂在身體兩側完全打開，回到展臂深蹲的最低點。

吐氣：站直身體，完成這個動作。

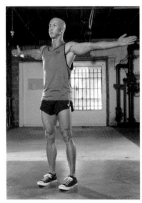 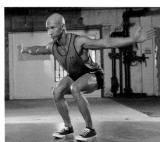 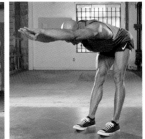

緩和
蜘蛛人手臂繞圈 Spiderman Arm Circles（左右各 8 次）

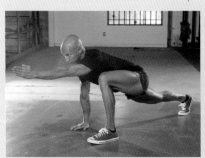 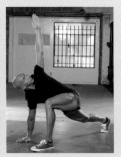 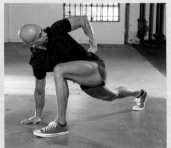

暖身

原地踏步（60 秒）

每個動作 8 次，共做 2 組。

髖部畫圈
Hip Circles

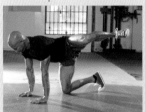

扭轉伸手
Twist and Reach

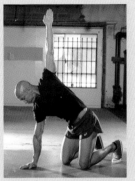

單膝跪姿超人式
Pointers

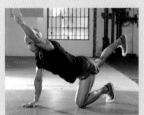

WORKOUT

做 50 秒，休息 10 秒

手臂畫圈 Arm Haulers

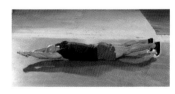
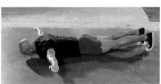
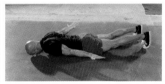

掌撐側平板兩次著地 Double Drop

提示：做側平板姿勢的時候，臀部稍微往前推，挺胸，頭部跟身體其他部位成一直線。

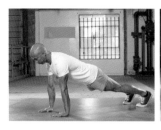
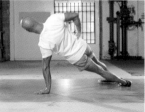
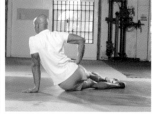

平行雙腿臀橋 Parallel Leg Bridge

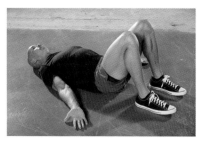
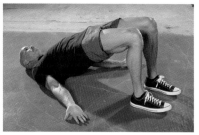

緩和

前彎高舉 Bloomers（8次，動作要慢）

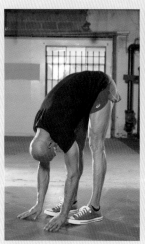
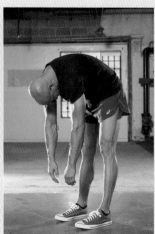
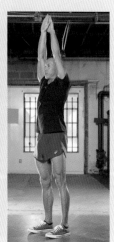

暖身

原地踏步（60 秒）

每個動作 8 次，共做 2 組。

髖部畫圈
Hip Circles

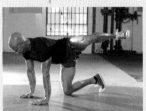

扭轉伸手
Twist and Reach

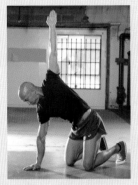

單膝跪姿超人式
Pointers

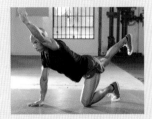

WORKOUT

做 50 秒，休息 10 秒

Y 字形轉動 Y Cuff

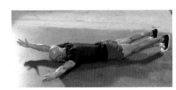 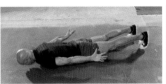 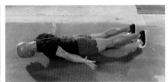

側平板扭轉 Starfish Twist

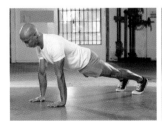 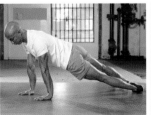 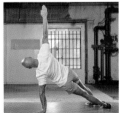 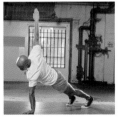

哥薩克深蹲 Cossack Squat

大腿後肌、臀肌、股四頭肌、髖部旋轉肌、髖部屈肌、豎脊肌、腹斜肌、小腿後肌、小腿肌肉、三角肌、斜方肌、腹肌、闊背肌

這個動作是側蹲的進階版。從雙膝跪姿開始。

吸氣：右腳向前踩一步，成單跪姿，手臂向前伸直。

吐氣：向左轉，進入側蹲的姿勢。右腳踩滿地面，並且盡量讓臀部下沉。挺胸，左腿的腳趾頭和膝蓋朝上，左腿完全伸直。

吸氣：回到單跪姿，右腳在前面。

吐氣：回到雙膝跪姿。

換邊繼續。

動作要慢。做到結尾的姿勢時，用力吐氣。臀部壓低，挺胸。

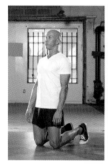
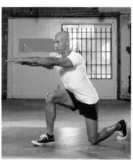
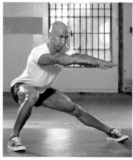
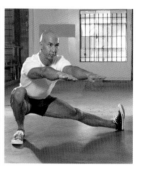

緩和
開髖伸手 Straddle Reach（左右各 8 次）

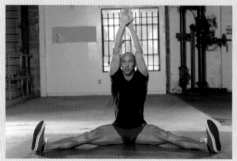
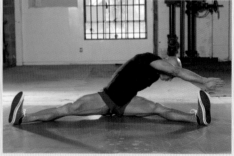

暖身

開合跳（60 秒）

下面的運動各做 8 次，共做 2 組。

側躺抬腿 Side Lying Leg Lifts	髂脛束抬腿 ITB Leg Lifts	反手畫圈 Backstroke

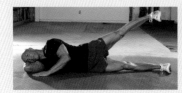 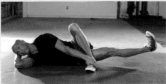 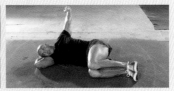

WORKOUT

做 45 秒，休息 15 秒

側平板彈跳 Starfish Bounce

三角肌、胸肌、三頭肌、前臂、闊背肌、豎脊肌、腹肌、腹斜肌、肋間肌、髖部屈肌、臀肌、小腿肌肉、小腿後肌、大腿後肌、股四頭肌、髖外展肌／內收肌、二頭肌、頸部

做一次側平板伏地挺身，但一到伏地挺身的最低點，就用全力快速把自己拉起來。保持呼吸！立刻下沉到下一次伏地挺身的最低點，穩定身體。回到伏地挺身的最高點，換邊。

如果覺得呼吸不順，做兩次標準的伏地挺身即可。然後換邊繼續。

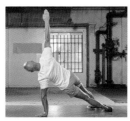 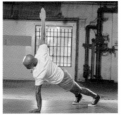 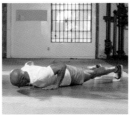 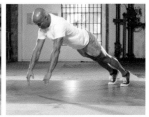

讓我起來 Let Me Ups

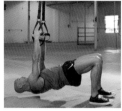 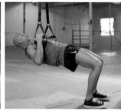 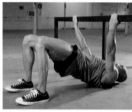 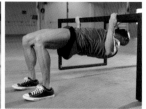

深蹲到羅馬尼亞硬舉 Squat to Romanian Dead Lift

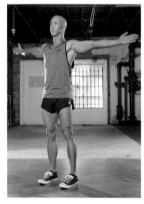 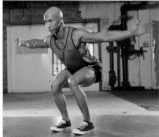 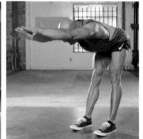

緩和
等長鴿式伸展 Isometric Pigeon
Stretch
（左右各 8 次，每次 10 秒）

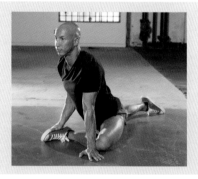

暖身

開合跳（60 秒）

下面的運動各做 8 次，共做 2 組。

側躺抬腿 Side Lying Leg Lifts

髂脛束抬腿 ITB Leg Lifts

反手畫圈 Backstroke

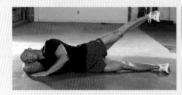 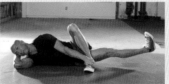 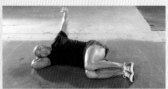

WORKOUT

做 50 秒，休息 10 秒

單邊曲腿臀橋 Bent Leg Bridge

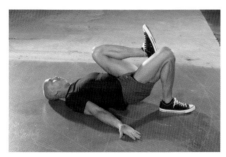 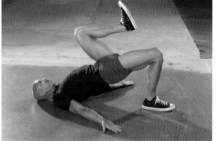

跪姿抬膝 Stork Stance

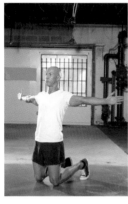 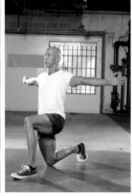 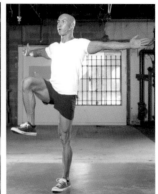

屈膝抬腿跑 High Knee Run

提示：稍微挺胸，身體中段保持繃緊，把注意力放在姿勢上。稍微前傾，保持身體筆直。用力擺動手臂，抬高膝蓋。

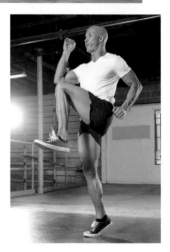

緩和
髖部捲動 Hip Rolls（8次，動作要慢）

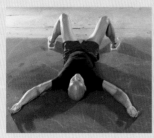 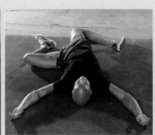 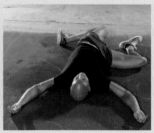

暖身

開合跳（60秒）

下面的運動各做 8 次，共做 2 組。

側躺抬腿 Side Lying Leg Lifts	髂脛束抬腿 ITB Leg Lifts	反手畫圈 Backstroke

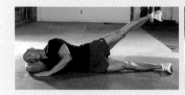 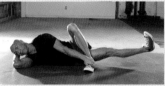 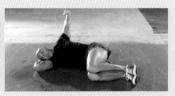

WORKOUT

做 50 秒，休息 10 秒

手臂畫圈 Arm Haulers

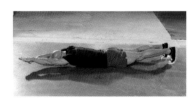 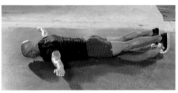 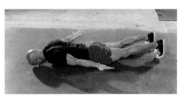

高抬踢 High Kick

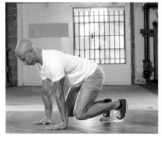 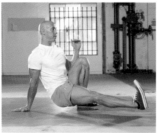 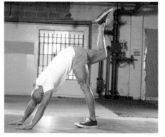

羅馬尼亞硬舉到深蹲 Romanian Dead Lift to Squat

提示：記得，雙腳平行，膝蓋正對前方。換成展臂深蹲的姿勢時，臀部壓低，挺胸。

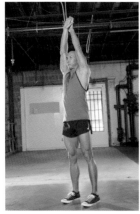 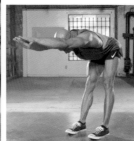 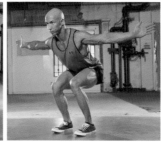

緩和
蜘蛛人 A 字撐地 Spiderman A-frames（左右各 8 次，動作要慢）

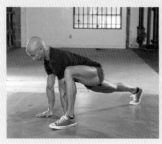 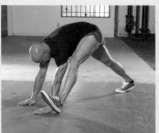 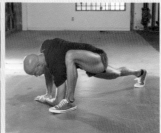

暖身

開合跳（60 秒）

下面的運動各做 8 次，共做 2 組。

側躺抬腿 Side Lying Leg Lifts	髂脛束抬腿 ITB Leg Lifts	反手畫圈 Backstroke

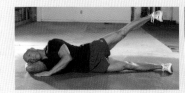 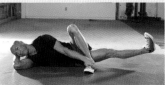 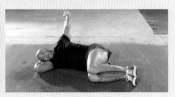

WORKOUT

做 50 秒，休息 10 秒

單邊直腿捲腹 Straight Leg Crunch

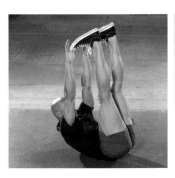 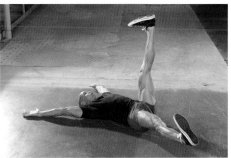

掌撐側平板兩次著地 Double Drop

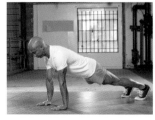 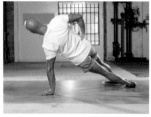 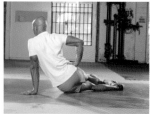

高抬腿跳 High Knee Skip

提示：放下一條腿的時候，應該要立刻抬高另一條腿。換句話說，不要等到抬起的腿落到地上才抬高另一條腿。跟屈膝抬腿跑一樣，兩隻腳應該不會同時觸地。

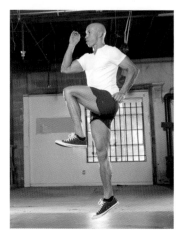

緩和
蜘蛛人手臂繞圈 Spiderman Arm Circles（左右各 8 次）

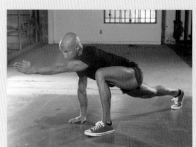 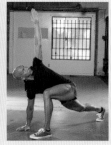 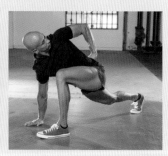

暖身

開合跳（60 秒）

下面的運動各做 8 次，共做 2 組。

側躺抬腿 Side Lying Leg Lifts	髂脛束抬腿 ITB Leg Lifts	反手畫圈 Backstroke

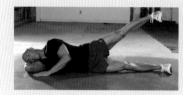 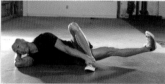 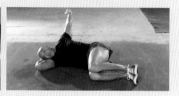

WORKOUT

做 45 秒，休息 15 秒

單腳伏地挺身 Tripod Press

胸肌、三角肌、三頭肌、腹肌、腹斜肌、髖部屈肌、髖部旋轉肌、髖外展肌、小腿肌肉、臀肌、大腿後肌、小腿後肌、股四頭肌、豎脊肌、闊背肌、前臂、肋間肌、斜方肌、頸部

做伏地挺身的姿勢，雙手和雙腳都打開到肩膀的寬度。

繃緊臀肌和收緊身體中段。左腿離地，膝蓋和腳趾頭要朝下。

吸氣：身體保持筆直，下沉到地面。

吐氣：身體往上抬。

抬起左腿做 2 次，然後抬起右腿做 2 次。

雙腳張得越開，難度越高。如果力竭，「蠕動」回到開始的位置，下沉時努力保持身體筆直。

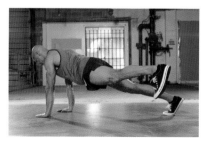 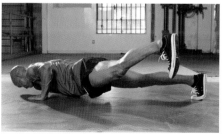

讓我進去 Let Me Ins

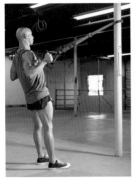 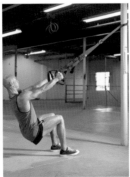 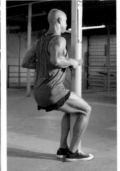 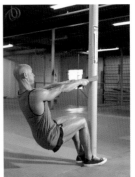

哥薩克深蹲 Cossack Squat

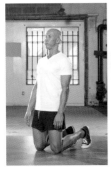 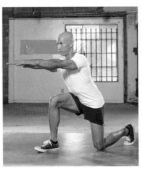 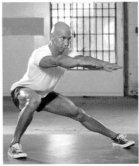 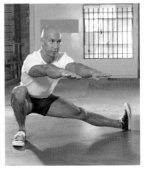

緩和

前彎高舉 Bloomers（8 次，動作要慢）

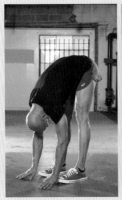 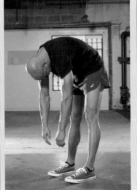 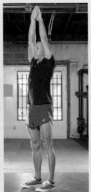

暖身

原地踏步（60 秒）

每個動作 8 次，共做 2 組。

髖部畫圈
Hip Circles

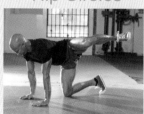

扭轉伸手
Twist and Reach

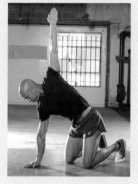

單膝跪姿超人式
Pointers

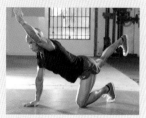

WORKOUT

做 50 秒，休息 10 秒

單邊直腿臀橋 Straight Leg Bridge

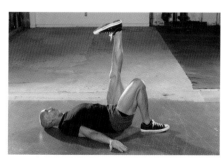
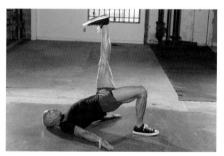

側抬踢 Side Kick

提示：認真做好跪姿踢腿和高抬踢，再進展到側抬踢。做跪姿踢腿和側抬踢時吐氣。

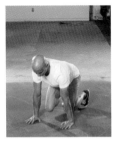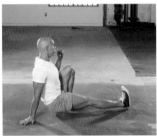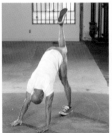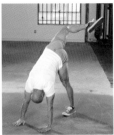

蹲撐練習 Squat Thrust

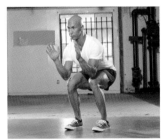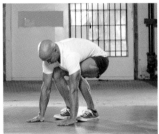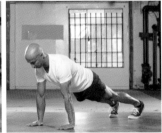

緩和
開髖伸手 Straddle Reach（左右各 8 次）

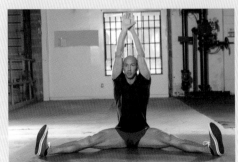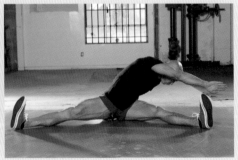

暖身

原地踏步（60 秒）

每個動作 8 次，共做 2 組。

髖部畫圈 Hip Circles	扭轉伸手 Twist and Reach	單膝跪姿超人式 Pointers

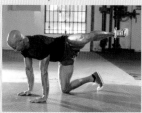
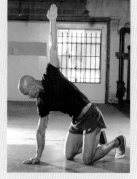
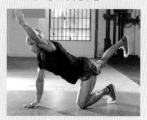

WORKOUT

做 50 秒，休息 10 秒

單邊曲腿捲腹 Bent Leg Crunch

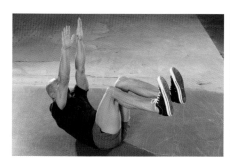
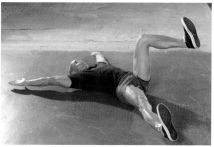

掌撐側平板下沉 High Drop

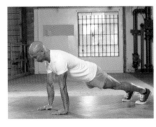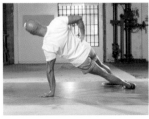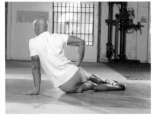

跪姿抬膝 Stork Stance

提示：做跪姿抬膝時，支撐的腿完全伸直，縮緊臀肌，挺胸，繃緊腹肌，讓身體保持挺直。手臂要完全張開，雙手指尖中間是一直線。

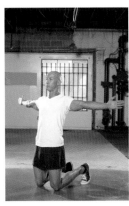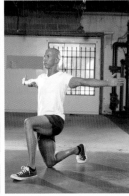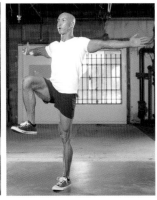

緩和
等長鴿式伸展 Isometric
Pigeon Stretch
（左右各 8 次，每次持續 10 秒）

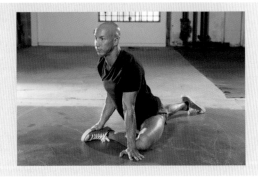

暖身

原地踏步（60 秒）

每個動作 8 次，共做 2 組。

髖部畫圈 Hip Circles	扭轉伸手 Twist and Reach	單膝跪姿超人式 Pointers

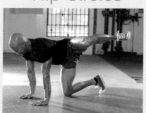
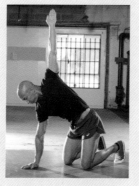
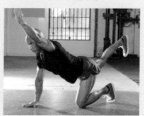

WORKOUT

做 45 秒，休息 15 秒

下犬式伏地挺身 Double Fun Glide

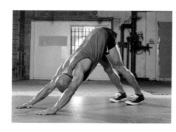
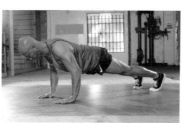
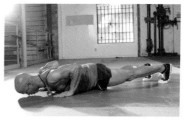

單腳讓我起來 Tripod Let Me Up

闊背肌、後三角肌、斜方肌、二頭肌、前臂、臀肌、大腿後肌、豎脊肌、
股四頭肌、小腿肌肉、髖部旋轉肌、髖外展肌／內收肌、腹肌、腹斜肌、頸部

來到讓我起來的開始位置。雙腳打開到肩膀的寬度。左腿伸直，膝蓋和腳趾頭朝上。髖關節要一樣高，意思是髖關節不能轉向抬高的那條腿。跟一般的讓我起來一樣，身體要拉長成一直線。雙腿張得越開，難度越高。

吐氣：身體保持筆直，把自己盡量往上拉。

吸氣：身體下沉，直到手臂伸直，並感受到肩胛骨輕微地伸展。

做 2 次，接著換邊。

如果單腳太難，或者做不完一整組，可以雙腳著地，或換成一般的讓我起來。重點在於到最低點的時候，身體要保持筆直，然後盡量把自己往上拉，只上升一點點也好，不一定要做得完整。

如果做不到單腳讓我起來，不要換成一般的讓我起來，可以換成讓我進去。

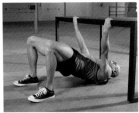
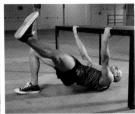
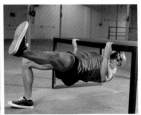

深蹲到羅馬尼亞硬舉 Squat to Romanian Dead Lift

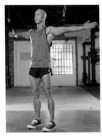
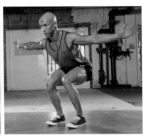
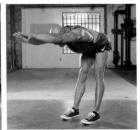

緩和
髖部捲動 Hip Rolls（8 次，動作要慢）

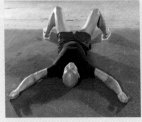
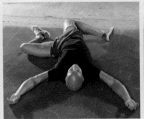
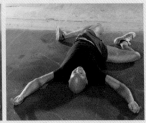

暖身

原地踏步（60 秒）

每個動作 8 次，共做 2 組。

<table>
<tr><td>髖部畫圈
Hip Circles</td><td>扭轉伸手
Twist and Reach</td><td>單膝跪姿超人式
Pointers</td></tr>
</table>

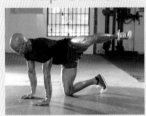

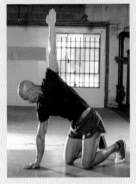

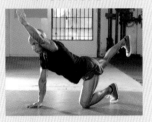

WORKOUT

做 50 秒，休息 10 秒

Y 字形轉動 Y Cuff

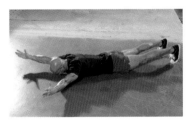

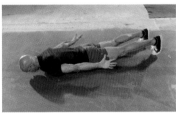

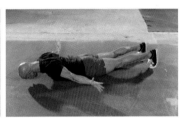

肘撐側平板下沉 Low Drop

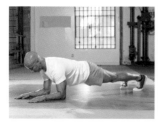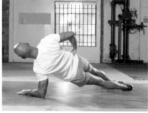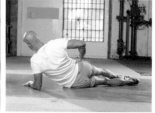

臀部深蹲 Bottom Squat

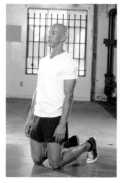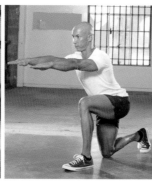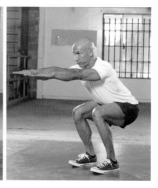

緩和
蜘蛛人 A 字撐地 Spiderman A-frames（左右各 8 次，動作要慢）

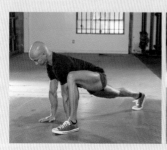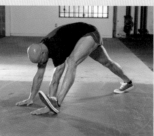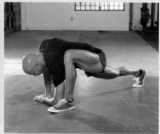

暖身

原地踏步（60 秒）

每個動作 8 次，共做 2 組。

髖部畫圈	扭轉伸手	單膝跪姿超人式
Hip Circles	Twist and Reach	Pointers

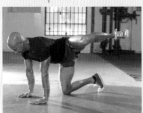

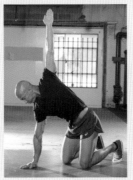

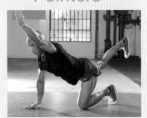

WORKOUT

做 50 秒，休息 10 秒

平行雙腿臀橋 Parallel Leg Bridge

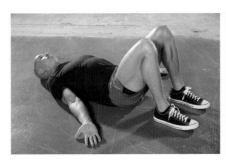
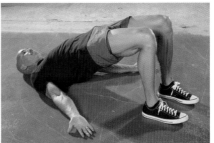

展臂伸手 T-arm Reach

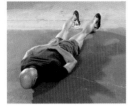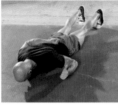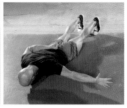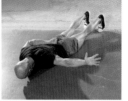

哥薩克深蹲 Cossack Squat

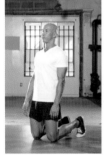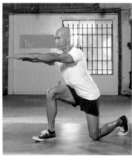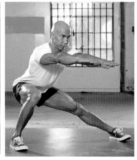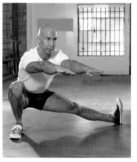

緩和
蜘蛛人手臂繞圈 Spiderman Arm Circles（左右各 8 次）

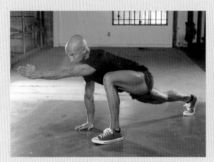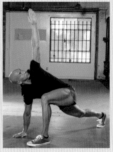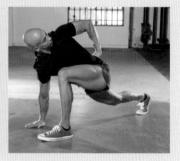

暖身

開合跳（60 秒）

下面的運動各做 8 次，共做 2 組。

側躺抬腿 Side Lying Leg Lifts

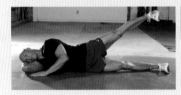

髂脛束抬腿 ITB Leg Lifts

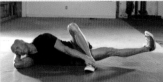

反手畫圈 Backstroke

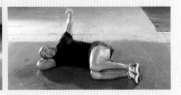

WORKOUT

做 50 秒，休息 10 秒

側平板彈跳 Starfish Bounce

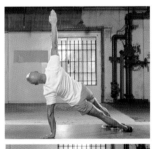
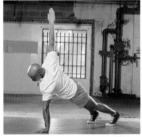
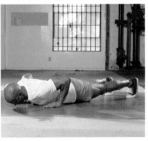
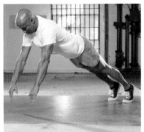

讓我進去 Let Me Ins

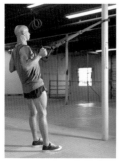 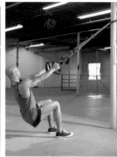 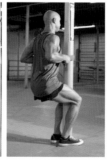 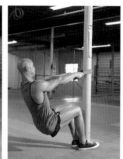

蹲撐跳 Jump Thrust

小腿肌肉、臀肌、髖部旋轉肌、大腿後肌、股四頭肌、小腿後肌、腹斜肌、豎脊肌、三角肌、三頭肌、前臂、闊背肌、腹肌、髖部屈肌、胸肌、二頭肌、頸部

做一次蹲撐練習，然後擺動手臂，跳起來。落地時，雙腳保持平行，立刻把臀部往後推！回到正常的深蹲姿勢，雙腳平行，膝蓋朝前，臀部往後腿，挺胸。

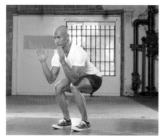 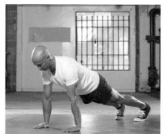 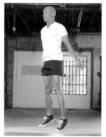

緩和
前彎高舉 Bloomers（8 次，動作要慢）

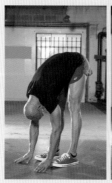 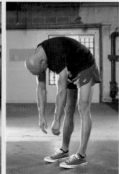 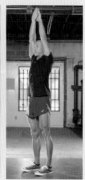

暖身

開合跳（60 秒）

下面的運動各做 8 次，共做 2 組。

側躺抬腿 Side Lying Leg Lifts
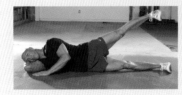

髂脛束抬腿 ITB Leg Lifts
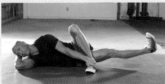

反手畫圈 Backstroke
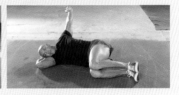

WORKOUT

做 50 秒，休息 10 秒

展臂伸手 T-arm Reach

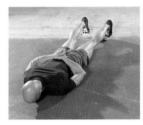
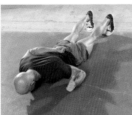
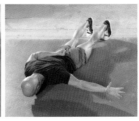
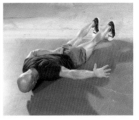

單邊直腿臀橋 Straight Leg Bridge

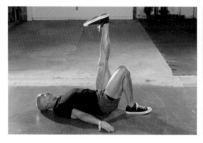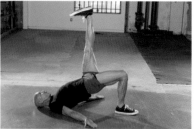

羅馬尼亞硬舉到深蹲 Romanian Dead Lift to Squat

提示：記得，做羅馬尼亞硬舉時，腿要伸直。

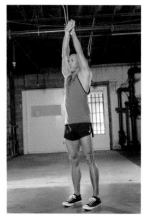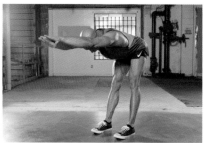

緩和
開髖伸手 Straddle Reach（左右各 8 次）

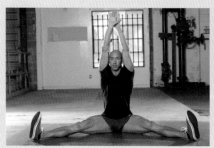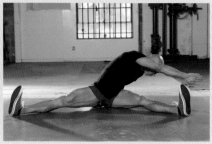

暖身

開合跳（60 秒）

下面的運動各做 8 次，共做 2 組。

側躺抬腿 Side Lying Leg Lifts

髂脛束抬腿 ITB Leg Lifts

反手畫圈 Backstroke

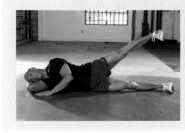
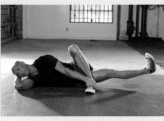
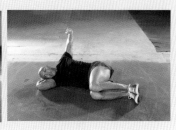

WORKOUT

做 50 秒，休息 10 秒

Y 字形轉動 Y Cuff

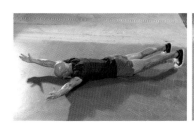
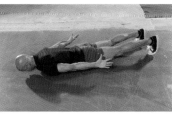
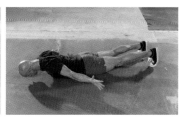

俯衝 Dive Bomber

三角肌、三頭肌、胸肌、腹肌、髖部屈肌、斜方肌、大腿後肌、小腿後肌、小腿肌肉、豎脊肌、闊背肌、前臂、股四頭肌、臀肌、肋間肌、頸部

擺出伏地挺身的開始姿勢，雙腳打開到髖關節的寬度，雙手打開到肩膀的寬度。臀部往上推，胸口壓向雙腳。

吸氣：像轟炸機一樣向下俯衝，頭放到雙臂中間，繼續向前，直到胸口在雙手中間。然後伸直手臂，抬高胸口，臉朝前方。

吐氣：胸口下沉，抬高臀部，讓胸口再度來到雙手中間，反轉俯衝的動作。再把臀部推回開始的位置。

提示：要降低難度的話，來到最低點時直接抬高臀部，不要反轉向下俯衝的動作。如果還要更簡單一點，不要做俯衝的動作，只要把臀部從最高點下沉，然後從最低點直接抬高。

速度放慢，在每個最終的姿勢感受伸展。到最高點的時候，胸口壓向雙腳，伸直雙腿。讓腳跟下沉。到了最低點，肩膀向後拉，展現寬闊的胸膛。

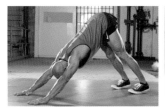 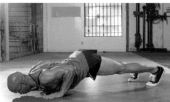 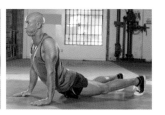

高抬腿跳 High Knee Skip

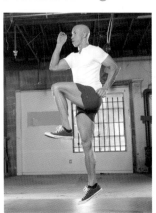

緩和
等長鴿式伸展 Isometric Pigeon Stretch
（左右各 8 次，每次 10 秒）

暖身

開合跳（60 秒）

下面的運動各做 8 次，共做 2 組。

| 側躺抬腿 Side Lying Leg Lifts | 髂脛束抬腿 ITB Leg Lifts | 反手畫圈 Backstroke |

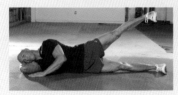 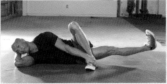 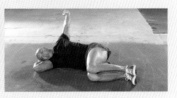

WORKOUT

做 50 秒，休息 10 秒

單邊直腿捲腹 Straight Leg Crunch

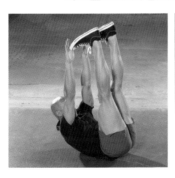 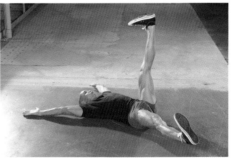

單邊直腿臀橋 Straight Leg Bridge

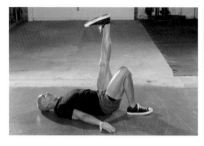
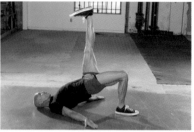

蹲撐跳 Jump Thrust

提示：雙腳落地時要保持平行，落地時立刻把臀部往後推，才能安全吸收落地的力道。

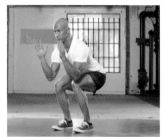
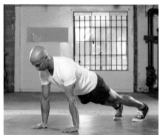
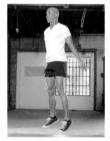

緩和
髖部捲動 Hip Rolls（8 次，動作要慢）

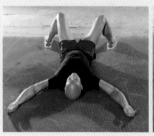
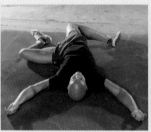
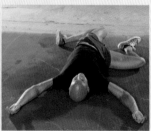

暖身

開合跳（60 秒）

下面的運動各做 8 次，共做 2 組。

側躺抬腿 Side Lying Leg Lifts

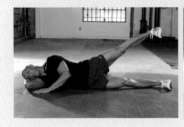

髂脛束抬腿 ITB Leg Lifts

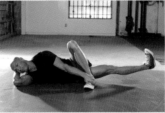

反手畫圈 Backstroke

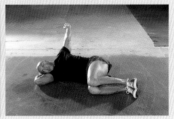

WORKOUT

做 50 秒，休息 10 秒

掌撐側平板下沉 High Drop

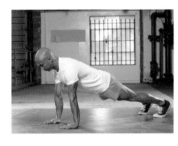

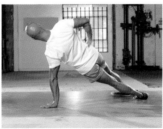

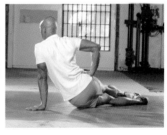

單腳讓我起來 Tripod Let Me Up

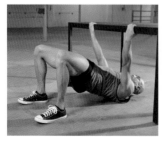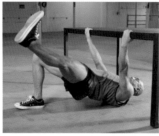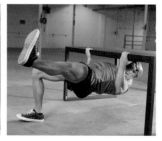

左右哥薩克 Side-to-Side Cossack

大腿後肌、臀肌、股四頭肌、髖部旋轉肌、髖部屈肌、豎脊肌、腹斜肌、小腿後肌、小腿肌肉、三角肌、斜方肌、腹肌、闊背肌

從雙膝跪姿開始，右腳向前踩，換成單跪姿。接著，彎曲右腿，換成哥薩克深蹲。

壓低臀部，挺胸，重心換到左邊，彎曲左腿做出哥薩克深蹲。

動作做到最後時，用力吐氣，臀部下沉，挺胸，伸長的腿完全伸直。繼續左右換邊。

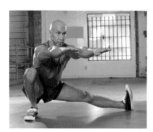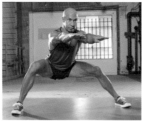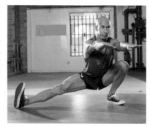

緩和
蜘蛛人 A 字撐地 Spiderman A-frames（左右各 8 次，動作要慢）

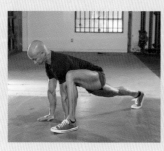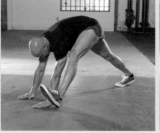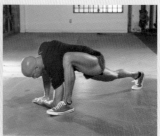

暖身

原地踏步（60 秒）

每個動作 8 次，共做 2 組。

髖部畫圈
Hip Circles

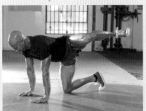

扭轉伸手
Twist and Reach

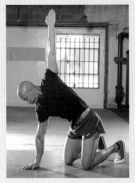

單膝跪姿超人式
Pointers

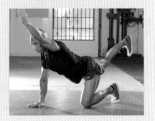

WORKOUT

做 50 秒，休息 10 秒

俯衝 Dive Bomber

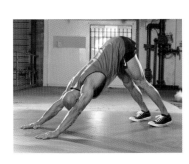
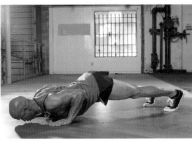
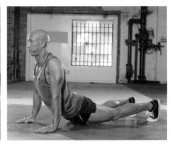

單邊直腿捲腹 Straight Leg Crunch

提示：壓低腿換邊時，記得腳趾頭和膝蓋要朝上。這會改善你對髖關節旋轉的控制能力，對日常生活的移動和實際的運動都非常重要。在往前走的時候，膝蓋和腳趾頭都不需要朝外！

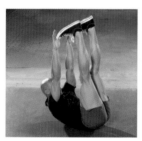 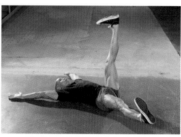

蹲撐跳 Jump Thrust

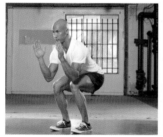 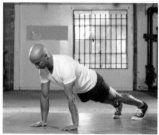 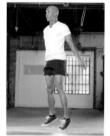

緩和
蜘蛛人手臂繞圈 Spiderman Arm Circles（左右各 8 次）

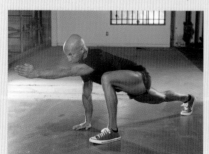 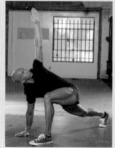 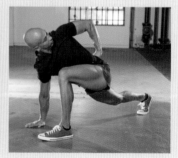

暖身

原地踏步（60 秒）

每個動作 8 次，共做 2 組。

髖部畫圈
Hip Circles

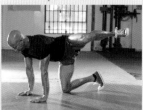

扭轉伸手
Twist and Reach

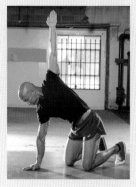

單膝跪姿超人式
Pointers

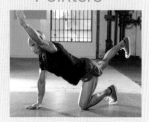

WORKOUT

做 50 秒，休息 10 秒

平行雙腿臀橋 Parallel Leg Bridge

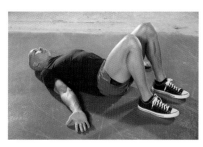 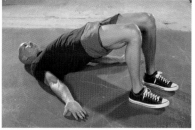

高抬踢 High Kick

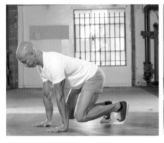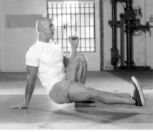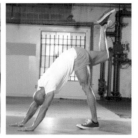

高抬腿跳 High Knee Skip

提示：手肘直接往後用力戳，才能盡量抬高膝蓋。

手臂向後擺動的動作可以幫你抬高對邊的膝蓋。下面那隻手應該看起來像是要馬上插進口袋裡。上面那隻手的手指頭應該伸到眉毛的高度。

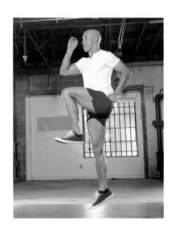

緩和
前彎高舉 Bloomers（8 次，動作要慢）

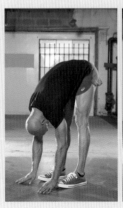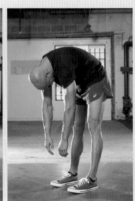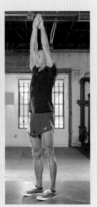

暖身

原地踏步（60 秒）

每個動作 8 次，共做 2 組。

髖部畫圈
Hip Circles

扭轉伸手
Twist and Reach

單膝跪姿超人式
Pointers

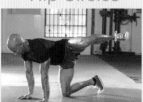
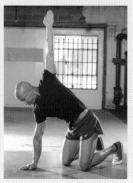
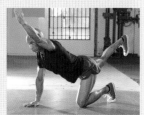

WORKOUT

做 50 秒，休息 10 秒

單腳伏地挺身 Tripod Press

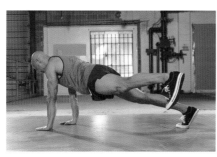
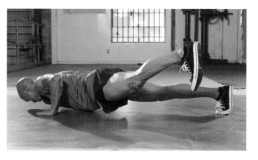

讓我進去 Let Me Ins

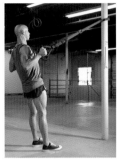 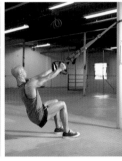 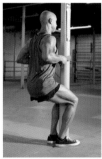 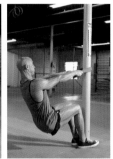

左右哥薩克 Side-to-Side Cossack（可選擇負重）

你有小啞鈴、壺鈴、石頭或可以裝幾本書的背包嗎？做這個動作時，可以把重量靠在胸前。重量可以幫你的姿勢更到位，提升靈活度、力量和耐力。剛開始時不要太重，之後慢慢加重。

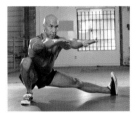 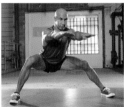 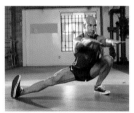 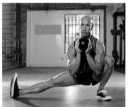

緩和
開髖伸手 Straddle Reach（左右各 8 次）

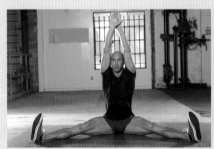 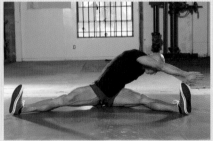

暖身

原地踏步（60 秒）

每個動作 8 次，共做 2 組。

髖部畫圈 Hip Circles	扭轉伸手 Twist and Reach	單膝跪姿超人式 Pointers

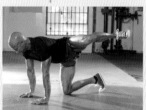

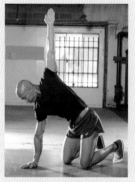

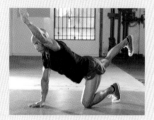

WORKOUT

做 50 秒，休息 10 秒

展臂伸手 T-arm Reach

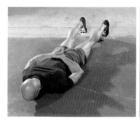 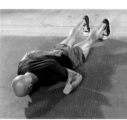 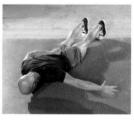 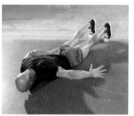

掌撐側平板兩次著地 Double Drop

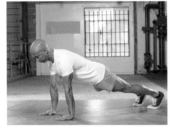
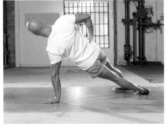
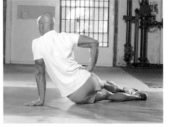

深蹲到羅馬尼亞硬舉 Squat to Romanian Dead Lift

提示：記得，做完每一次都要站直身體，檢查雙腳的位置，配合呼吸。

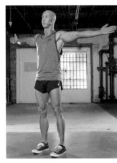
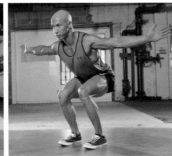
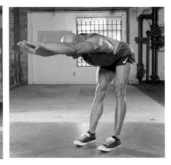

緩和
等長鴿式伸展 Isometric
Pigeon Stretch
（左右各 8 次，每次 10 秒）

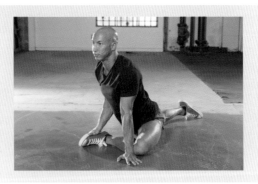

暖身

原地踏步（60 秒）

每個動作 8 次，共做 2 組。

髖部畫圈
Hip Circles

扭轉伸手
Twist and Reach

單膝跪姿超人式
Pointers

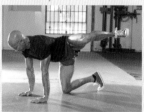

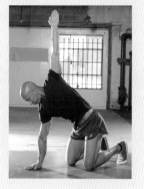

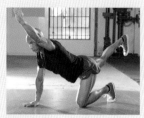

WORKOUT

做 50 秒，休息 10 秒

Y 字形轉動 Y Cuff

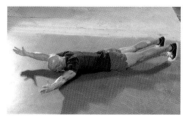

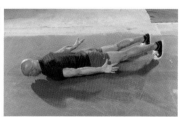

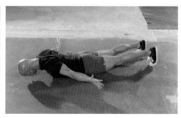

肘撐側平板下沉 Low Drop

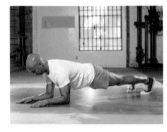 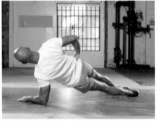 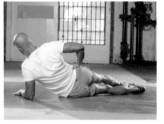

蹲撐練習 Squat Thrust

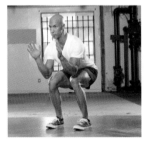 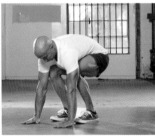 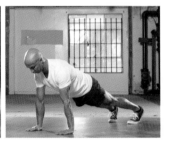

緩和
髖部捲動 Hip Rolls（8 次，動作要慢）

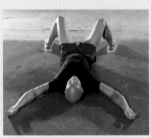 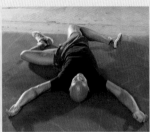 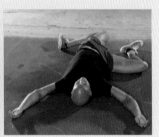

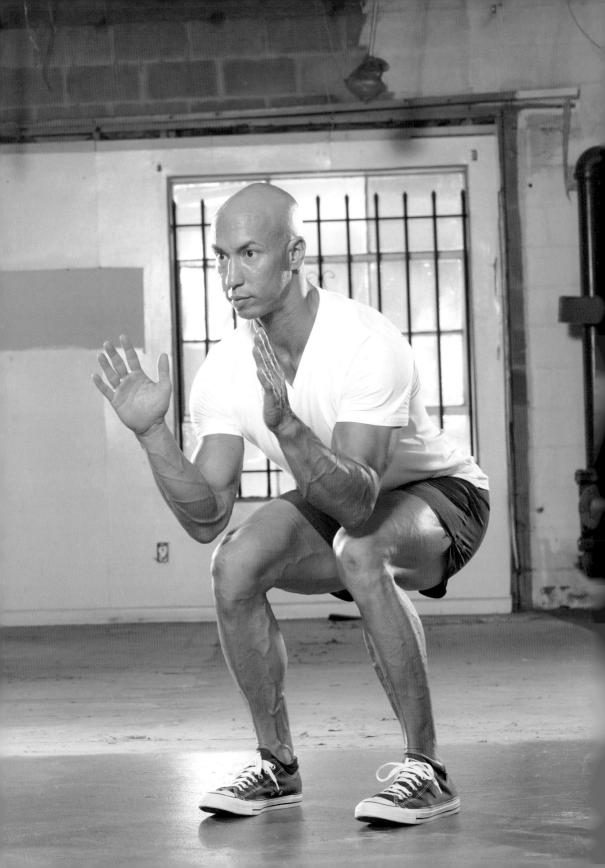

週期 4

這絕對是市面上首見的方案，時間短、衝擊低，全方位有條理地涵蓋所有的肌群、關節功能及運動技能，讓你變得強壯，還能保持強壯、精實、健康、活動力強，而且不會受傷。

暖身

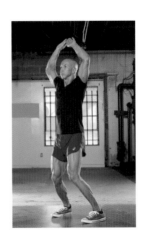

開合跳（60 秒）

下面的運動各做 8 次，共做 2 組。

側躺抬腿 Side Lying Leg Lifts

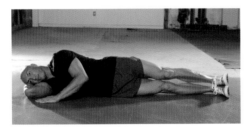

髂脛束抬腿 ITB Leg Lifts

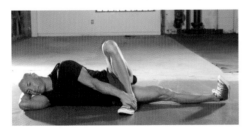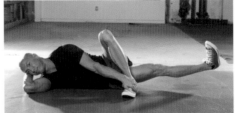

反手畫圈 Backstroke

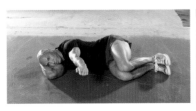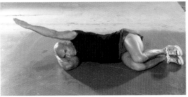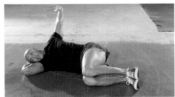

WORKOUT

做 60 秒，不休息
盡快進入下一個動作。

側平板伏地挺身 Starfish Drop

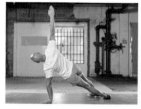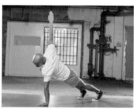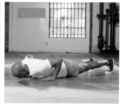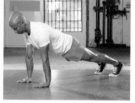

讓我起來 Let Me Ups

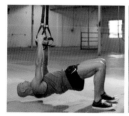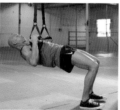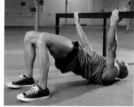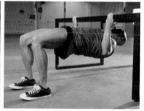

展臂深蹲 T-arm Squat（可選擇負重）

如果有啞鈴、壺鈴、或其他的重物，深蹲時可以靠在胸前。動作都一樣，但手臂不能張開。雙腳平行，打開到髖關節到肩膀的寬度。膝蓋要朝前。臀部往後推，並往下沉，讓大腿與地面平行。到了最低點要保持挺胸。

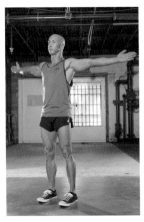
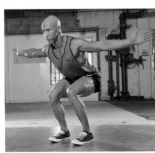
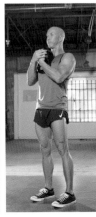
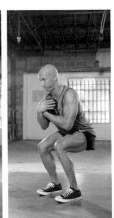

緩和
蜘蛛人 A 字撐地 Spiderman A-frames（左右各 8 次，動作要慢）

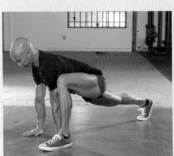
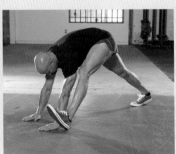
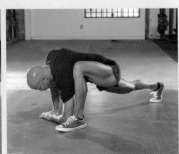

暖身

原地踏步（60 秒）

每個動作 8 次，共做 2 組。

髖部畫圈	扭轉伸手	單膝跪姿超人式
Hip Circles	Twist and Reach	Pointers

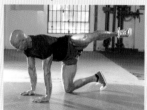
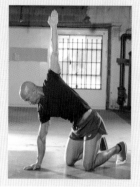
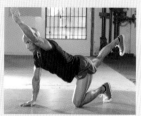

WORKOUT

做 40 秒，休息 20 秒

單邊直腿臀橋 Straight Leg Bridge

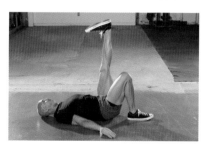
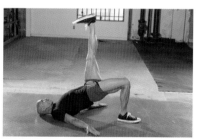

高抬踢 High Kick

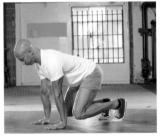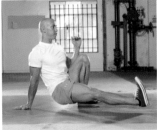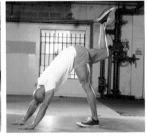

跪姿抬膝 Stork Stance

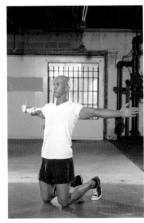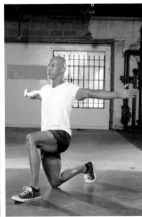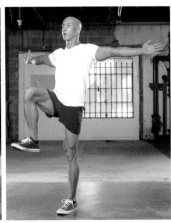

緩和
蜘蛛人手臂繞圈 Spiderman Arm Circles（左右各 8 次）

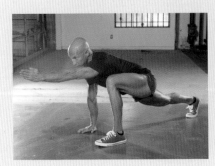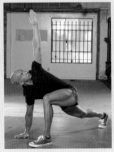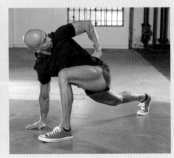

暖身

開合跳（60 秒）

下面的運動各做 8 次，共做 2 組。

側躺抬腿 Side Lying Leg Lifts

髂脛束抬腿 ITB Leg Lifts

反手畫圈 Backstroke

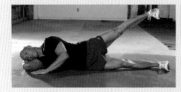 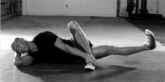 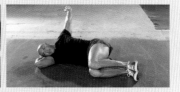

WORKOUT

做 60 秒，不休息

掌撐側平板兩次著地 Double Drop

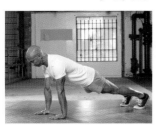 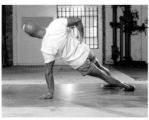 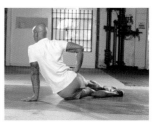

正反手引體向上 Alternating Grip Pull Up

闊背肌、後三角肌、斜方肌、二頭肌、前臂、豎脊肌、胸肌、臀肌、股四頭肌、大腿後肌、小腿肌肉、腹肌

你需要可以把自己掛上去的引體向上桿或堅固的樹枝，也可以去遊樂場或公園使用單槓。最簡單的方法是購買可以固定在門框上的引體向上桿，價格通常不貴。如果無法做引體向上，換成讓我起來或讓我進去。

右手掌心向外，抓住桿子。左手掌心對著自己，抓住桿子。雙手打開到比肩膀略寬的寬度。

吐氣：盡量把自己拉高。在理想情況下，你的下巴應該能高過桿子，做不到也沒關係。

吸氣：身體下沉，讓自己直直掛在桿子上。如果膝蓋會碰到地面，可以屈膝。

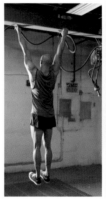
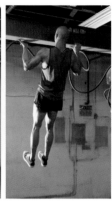

　　做 2 次，然後交換握法。做這個動作時不需要連續不停，可以找到自己的步調。每做完一次，把自己吊在桿子上，好好伸展一下。

　　也可以做「反向」，用跳的、踩著椅子，或讓別人推你，來到最上方，然後控制身體，用 3-5 秒下降。

　　如果無法正反握，就雙手都反握或正握也可以。我喜歡正反手引體向上，因為可以一個動作就能得到兩個握法的好處，也比較容易握得住。最後，如果以上提議都做不到，就換成讓我起來或讓我進去。

左右哥薩克 Side-to-Side Cossack（可選擇負重）

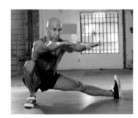
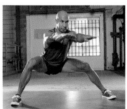
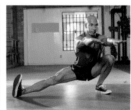
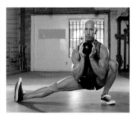

緩和
前彎高舉 Bloomers（8 次，動作要慢）

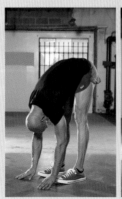
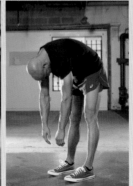
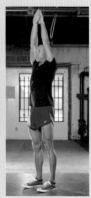

暖身

原地踏步（60 秒）

每個動作 8 次，共做 2 組。

髖部畫圈	扭轉伸手	單膝跪姿超人式
Hip Circles	Twist and Reach	Pointers

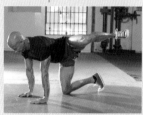
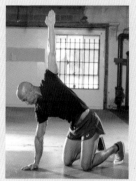
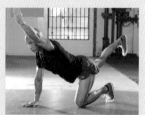

WORKOUT

做 40 秒，休息 20 秒

單邊曲腿臀橋 Bent Leg Bridge

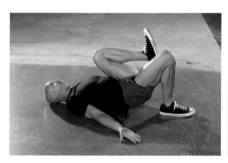
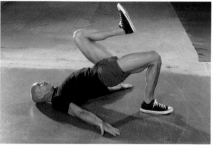

手臂畫圈 Arm Haulers

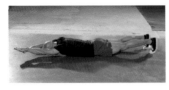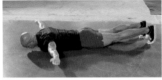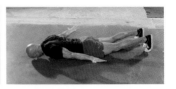

高抬腿 High Knee March

提示：記得支撐腿要完全伸直，手肘直接往後戳，才能抬高膝蓋。身體中段也要繃緊，才不會讓背部拱起。

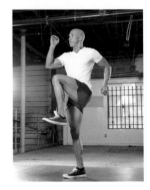

緩和
開髖伸手 Straddle Reach（左右各 8 次）

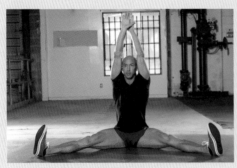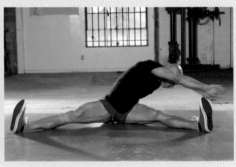

暖身

開合跳（60 秒）

下面的運動各做 8 次，共做 2 組。

側躺抬腿 Side Lying Leg Lifts	髂脛束抬腿 ITB Leg Lifts	反手畫圈 Backstroke

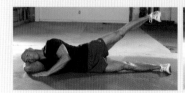
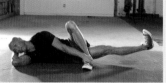
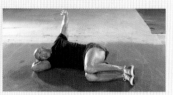

WORKOUT

做 60 秒，不休息

俯衝 Dive Bomber

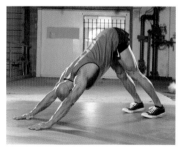
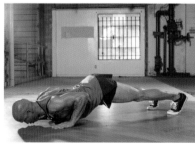
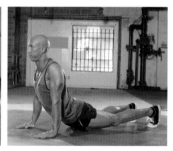

讓我進去 Let Me Ins

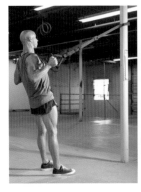
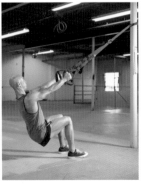
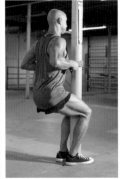
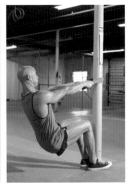

展臂深蹲 T-arm Squat（可選擇負重）

負重做這個動作時，可以把重量靠在胸口。

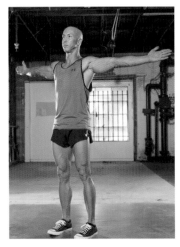
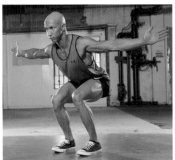
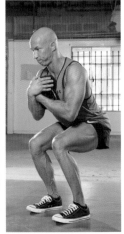

緩和
等長鴿式伸展 Isometric Pigeon
Stretch
（左右各 8 次，每次持續 10 秒）

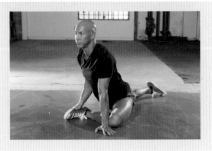

暖身

原地踏步（60 秒）

每個動作 8 次，共做 2 組。

髖部畫圈	扭轉伸手	單膝跪姿超人式
Hip Circles	Twist and Reach	Pointers

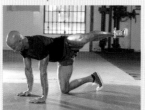
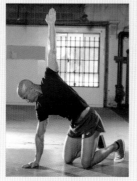
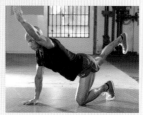

WORKOUT

做 40 秒，休息 20 秒

單邊直腿捲腹 Straight Leg Crunch

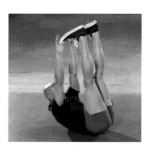
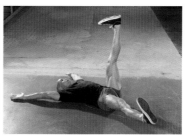

側平板扭轉 Starfish Twist

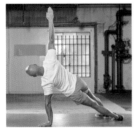 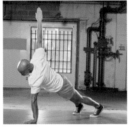 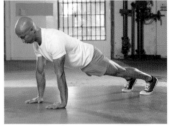

屈膝抬腿跑 High Knee Run

提示：支撐腿要完全伸直，同時手肘直接往後戳，另一邊的膝蓋才能盡量抬高。身體中段繃緊，稍微前傾。重點在於把膝蓋抬高，速度次之。

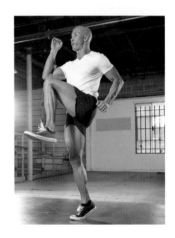

緩和
髖部捲動 Hip Rolls（8 次，動作要慢）

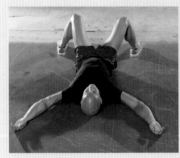 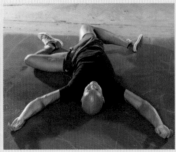 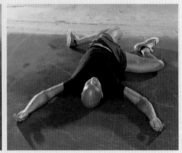

暖身

開合跳（60 秒）

下面的運動各做 8 次，共做 2 組。

側躺抬腿 Side Lying Leg Lifts

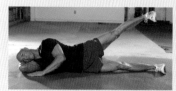

髂脛束抬腿 ITB Leg Lifts

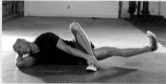

反手畫圈 Backstroke

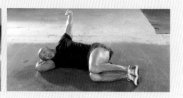

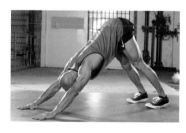

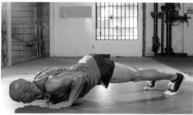

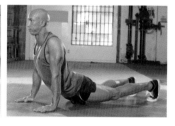

WORKOUT

做 40 秒，休息 20 秒

俯衝 Dive Bomber

正反手引體向上
Alternating Grip Pull Up

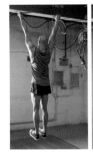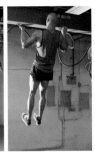

流線保加利亞分腿蹲
Streamline Bulgarian
Split Squat

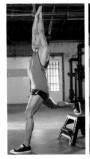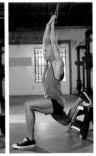

大腿後肌、臀肌、股四頭肌、髖部旋轉肌、髖部屈肌、豎脊肌、三角肌、斜方肌、腹肌、腹斜肌、小腿後肌、小腿肌肉、闊背肌、頸部

找一張堅固的椅子，或用其他平面，到膝蓋的高度，或略低一點。站在那個平面前方，彷彿要坐下去。右腳放在椅子上，向前跳一步，越遠越好，但右腳仍要放在椅子上。手臂過頭做出流線姿勢，收緊腹部，彷彿會有人對著你的肚子打一拳。

吸氣：臀部往後下沉，越遠越好。

吐氣：回到挺直的單腳站姿。

繼續練習，直到做到 30 秒。然後迅速換腿，完成剩下的 30 秒。

緩和
蜘蛛人 A 字撐地 Spiderman A-frames（左右各 8 次，動作要慢）

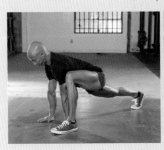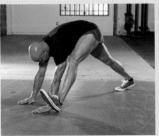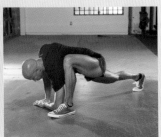

暖身

原地踏步（60 秒）

每個動作 8 次，共做 2 組。

<table>
<tr><td>髖部畫圈
Hip Circles</td><td>扭轉伸手
Twist and Reach</td><td>單膝跪姿超人式
Pointers</td></tr>
</table>

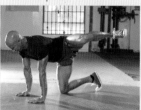
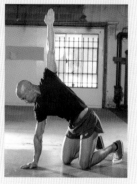
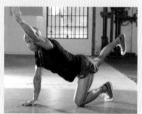

WORKOUT

做 60 秒，不休息

單邊曲腿臀橋 Bent Leg Bridge

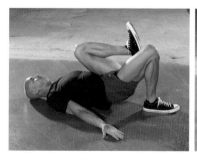
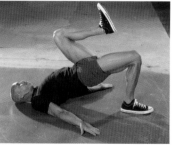

肘撐側平板下沉 Low Drop

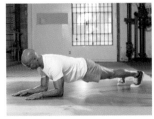 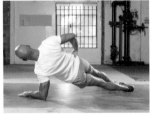 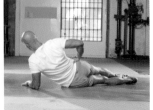

屈膝抬腿跑 High Knee Run

提示：抬高的膝蓋落下時，另一邊的膝蓋應該已經準備好抬高了。

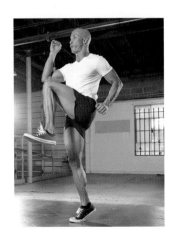

高抬腿跟屈膝抬腿跑的差別在於在高抬腿的動作中，一定有一隻腳碰到地面。跑步時，抬高的腳一落下，地上的腳就要抬起來。事實上，這也是日常行走和跑步之間的主要差異。跑步有「騰空階段」。

在跳的時候，兩個技巧都可以用，但後者運動量比較大。

緩和
蜘蛛人手臂繞圈 Spiderman Arm Circles（左右各 8 次）

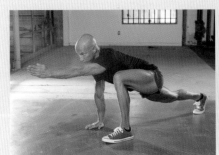 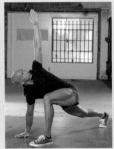 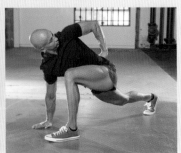

暖身

開合跳（60 秒）

下面的運動各做 8 次，共做 2 組。

側躺抬腿 Side Lying Leg Lifts	髂脛束抬腿 ITB Leg Lifts	反手畫圈 Backstroke

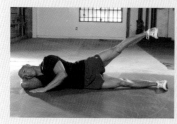 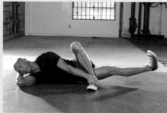 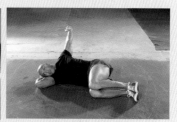

WORKOUT

做 60 秒，不休息

下犬式伏地挺身 Double Fun Glide

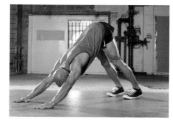 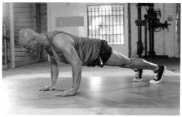 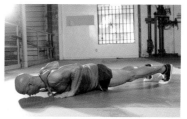

單腳讓我起來 Tripod Let Me Up

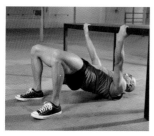 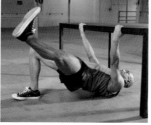 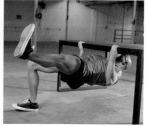

流線羅馬尼亞硬舉 Streamline Romanian Dead Lift
（可選擇負重）

　　如果有啞鈴、壺鈴、或其他小巧的重物，可以像照片裡一樣抱起靠在胸前。負重的話，雙臂就不能舉高，但其他的動作都一樣。

　　雙腳打開到髖關節到肩膀的寬度，保持平行。臀部向後推，以髖關節為支點往前壓，背部和雙腿保持筆直。

　　感受到拉伸時，反轉動作。大腿後肌的靈活度決定你在背部挺直的狀態下能彎下去多少。如果不能下去太多，沒有關係，會慢慢進步，在做這個動作時，學會保持雙腿和背部的筆直，會更有效。

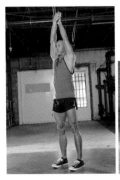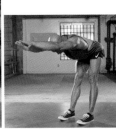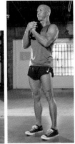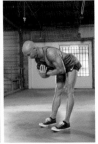

緩和
前彎高舉 Bloomers（8 次，動作要慢）

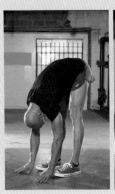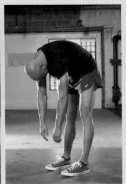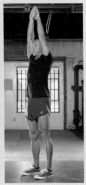

暖身

原地踏步（60 秒）

每個動作 8 次，共做 2 組。

| 髖部畫圈
Hip Circles | 扭轉伸手
Twist and Reach | 單膝跪姿超人式
Pointers |

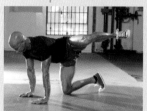
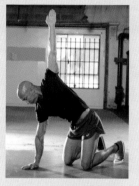
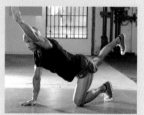

WORKOUT

做 40 秒，休息 20 秒

展臂伸手 T-arm Reach

提示：縮緊臀肌，肚臍朝著脊椎的方向收緊，下巴略收。

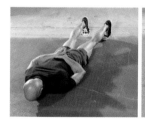
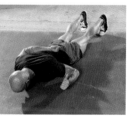
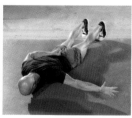
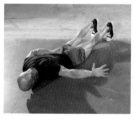

單邊直腿臀橋 Straight Leg Bridge

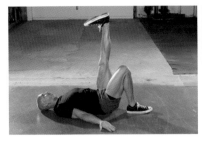 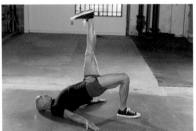

平行雙腿捲腹 Parallel Leg Crunch

提示：身體降到最低，雙手過頭呈 Y 字形的時候，把手伸得越遠越好，同時下背部要貼地，把氣吐光。

用這種方法挑戰肩膀的活動度，也會改善姿勢（因此積聚最大的力量），因為我們在伸手過頭時常習慣拱背。

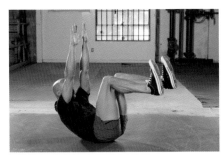 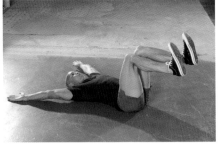

緩和
開髖伸手 Straddle Reach（左右各 8 次）

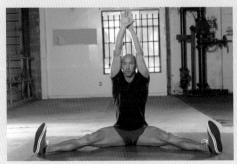 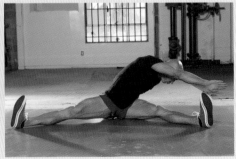

暖身

開合跳（60 秒）

下面的運動各做 8 次，共做 2 組。

側躺抬腿 Side
Lying Leg Lifts

髂脛束抬腿 ITB
Leg Lifts

反手畫圈
Backstroke

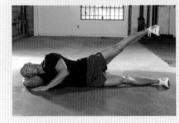
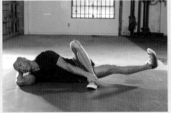
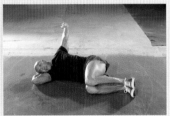

WORKOUT

做 60 秒，不休息

單腳伏地挺身 Tripod Press

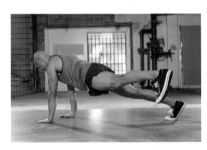
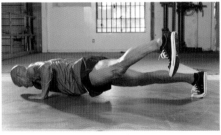

讓我進去 Let Me Ins

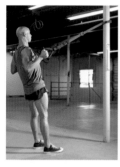
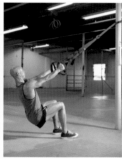
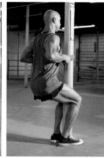
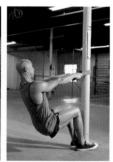

羅馬尼亞硬舉到深蹲
Romanian Dead Lift to Squat（可選擇負重）

這是另一個很棒的動作，練習時可以把重量舉高靠在胸口。

除了手臂的位置，其他的動作都一樣。雙腳打開到髖關節到肩膀的寬度，保持平行。硬舉時，雙腿伸直，深蹲時，挺胸。

做這個動作時，一定要挺直背部！從輕一點的重量開始。慢慢加重。

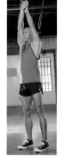
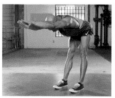
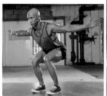
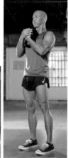
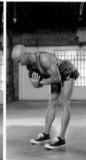
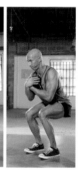

緩和
等長鴿式伸展 Isometric
Pigeon Stretch
（左右各 8 次，每次 10 秒）

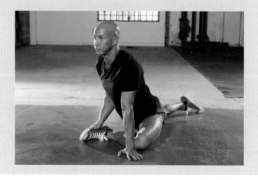

暖身

原地踏步（60 秒）

每個動作 8 次，共做 2 組。

髖部畫圈
Hip Circles

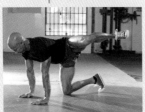

扭轉伸手
Twist and Reach

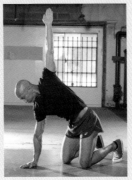

單膝跪姿超人式
Pointers

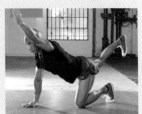

WORKOUT

做 45 秒，休息 15 秒

單邊曲腿臀橋 Bent Leg Bridge

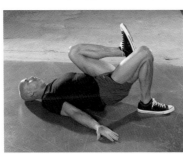
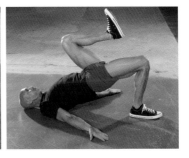

掌撐側平板下沉 High Drop

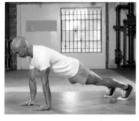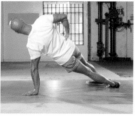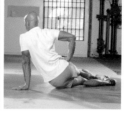

側蹲 Side Squat

提示：要記得，做側蹲的時候，雙腳保持平行，彎曲的膝蓋和腳趾頭是同一個方向，也要挺胸。

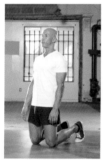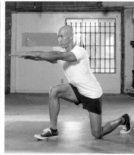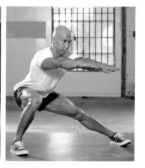

緩和
髖部捲動 Hip Rolls（8 次，動作要慢）

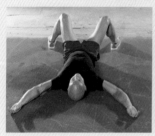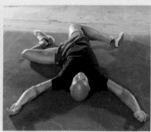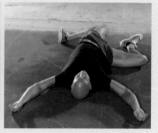

暖身

開合跳（60 秒）

下面的運動各做 8 次，共做 2 組。

側躺抬腿 Side Lying Leg Lifts

髂脛束抬腿 ITB Leg Lifts

反手畫圈 Backstroke

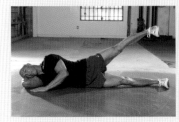 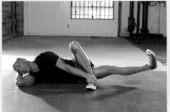 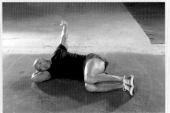

WORKOUT

做 60 秒，不休息

側抬踢 Side Kick

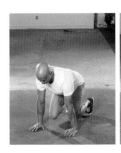 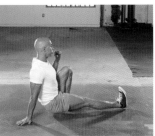 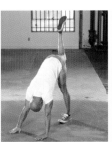 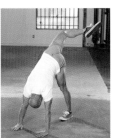

正反手引體向上 Alternating Grip Pull Up

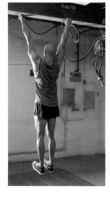
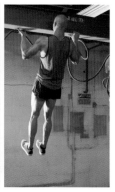

提示：在動作的最低點，把自己吊在桿子上拉長身體，好好伸展。不慌不忙。每做 1 次或 2 次，可以休息一下。

如果做不到引體向上，可以換成讓我起來或讓我進去。

流線保加利亞分腿蹲 Streamline Bulgarian Split Squats（可選擇負重）

如圖所示，把輕一點的重量靠在胸口，分腿蹲的時候可以更下去一點，這會強化和拉伸你的髖部屈肌，如果你習慣久坐，這一點非常重要。

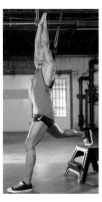
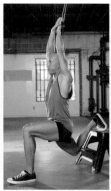
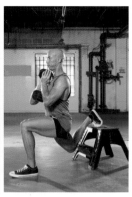

緩和

蜘蛛人 A 字撐地 Spiderman A-frames（左右各 8 次，動作要慢）

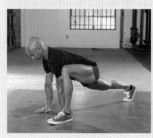
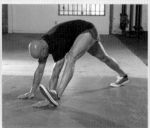
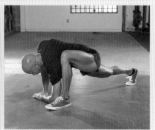

暖身

原地踏步（60 秒）

每個動作 8 次，共做 2 組。

髖部畫圈
Hip Circles

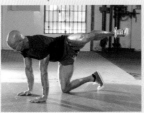

扭轉伸手
Twist and Reach

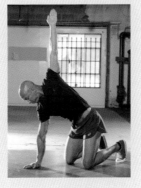

單膝跪姿超人式
Pointers

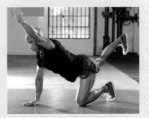

WORKOUT

做 45 秒，休息 15 秒

肘撐側平板下沉 Low Drop

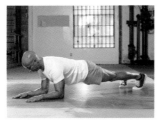 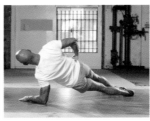 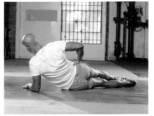

高抬腿
High Knee March

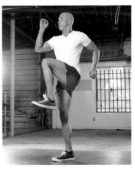

跪姿抬膝 Stork Stance

提示：記得，支撐腿打直，稍微挺胸，並收緊腹肌，做完每一次都要站直身體。抬起膝蓋，抬高的腳踝保持自然彎曲。

這個動作可以看成抬膝動作的慢板，幫你改善抬膝動作姿勢，對日常生活常見的活動也非常實用，例如走路、慢跑和衝刺跑。

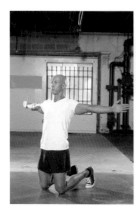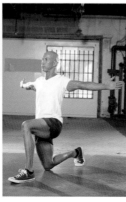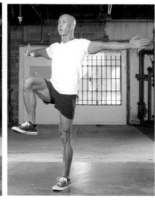

緩和
蜘蛛人手臂繞圈 Spiderman Arm Circles（左右各 8 次）

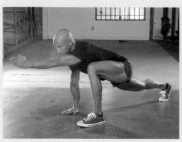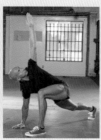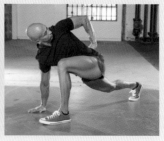

暖身

開合跳（60秒）

下面的運動各做 8 次，共做 2 組。

側躺抬腿 Side Lying Leg Lifts

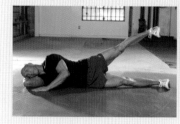

髂脛束抬腿 ITB Leg Lifts

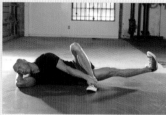

反手畫圈 Backstroke

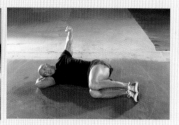

WORKOUT

做 60 秒，不休息

下犬式伏地挺身 Double Fun Glide

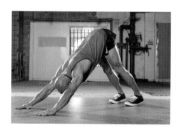
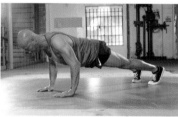
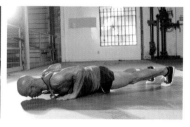

讓我起來 Let Me Ups

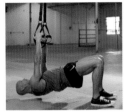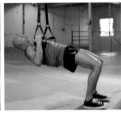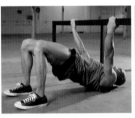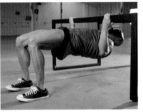

臀部深蹲 Bottom Squat（可選擇負重）

做這個動作時，可以把重量靠在胸口。從輕一點的重量開始。

在深蹲時，臀部壓低，挺胸。雙腳應該保持平行，大約是髖關節的寬度。

做臀部深蹲時，膝蓋朝前。

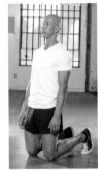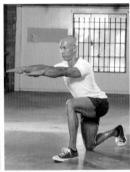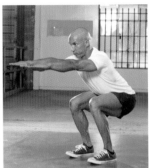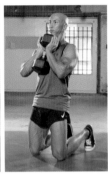

緩和
前彎高舉 Bloomers（8次，動作要慢）

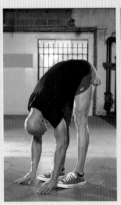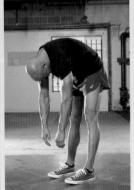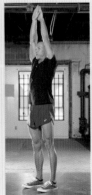

暖身

原地踏步（60 秒）

每個動作 8 次，共做 2 組。

髖部畫圈 Hip Circles	扭轉伸手 Twist and Reach	單膝跪姿超人式 Pointers

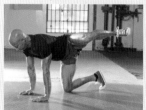
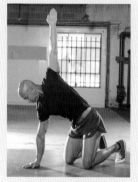
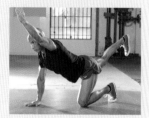

WORKOUT

做 45 秒，休息 15 秒

展臂伸手 T-arm Reach

提示：做這個動作時，胸口要貼在地上。

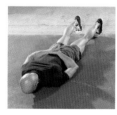
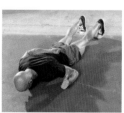
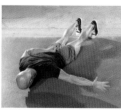
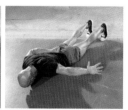

跪姿踢腿 Kickout

提示：做跪姿踢腿時，要挺胸並吐氣。

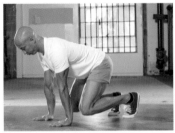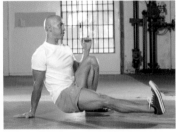

高抬腿跳
High Knee Skip

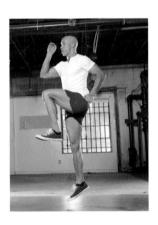

緩和
開髖伸手 Straddle Reach（左右各 8 次）

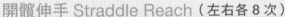

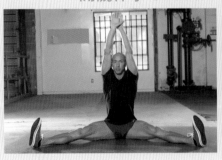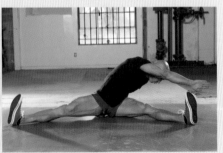

暖身

開合跳（60秒）

下面的運動各做 8 次，共做 2 組。

側躺抬腿 Side Lying Leg Lifts

髂脛束抬腿 ITB Leg Lifts

反手畫圈 Backstroke

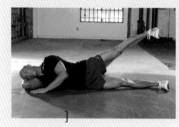
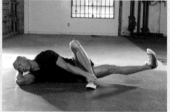
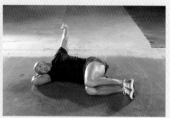

WORKOUT

做 60 秒，不休息

單腳伏地挺身 Tripod Press

提示：抬高的腳踝保持自然彎曲，雙腳平行，抬高的膝蓋和腳趾頭朝下。

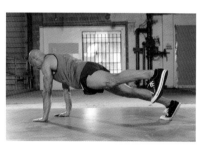
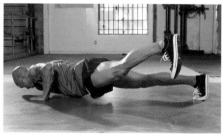

單腳讓我起來 Tripod Let Me Up

提示：跟單腳伏地挺身一樣，抬起那條腿的膝蓋和腳趾頭朝上，控制髖關節的旋轉。

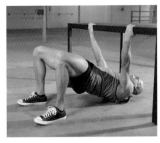 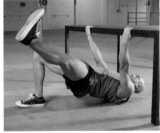 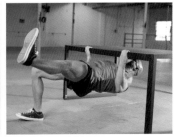

左右哥薩克 Side-to-Side Cossack（可選擇負重）

提示：伸出去那條腿的腳趾頭和膝蓋要朝上。

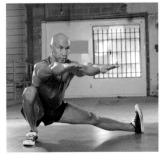 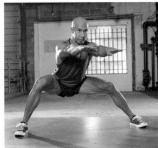 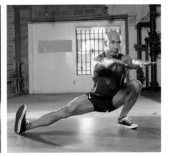

緩和
等長鴿式伸展 Isometric Pigeon Stretch
（左右各 8 次，每次 10 秒）

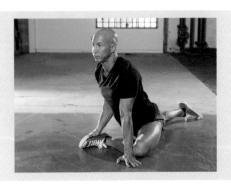

暖身

原地踏步（60 秒）

每個動作 8 次，共做 2 組。

髖部畫圈 Hip Circles	扭轉伸手 Twist and Reach	單膝跪姿超人式 Pointers

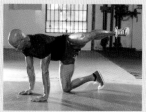 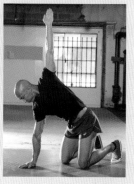 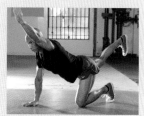

WORKOUT

做 45 秒，休息 15 秒

平行雙腿捲腹 Parallel Leg Crunch

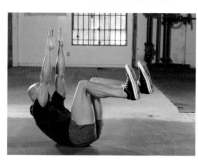 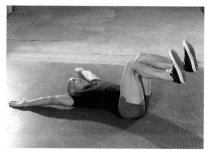

高抬腿 High Knee March

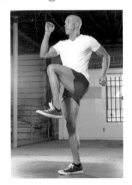

流線羅馬尼亞硬舉 Streamline Romanian Dead Lift

提示：到最低點的時候，大腿後肌會感受到伸展，停頓一下，把臀部往後推，手臂往前伸。挑戰自己，盡量拉長身體。然後站直身體。

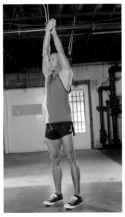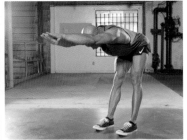

緩和
髖部捲動 Hip Rolls（8 次，動作要慢）

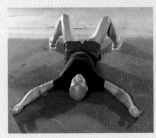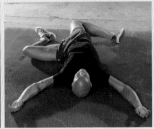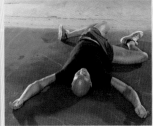

暖身

開合跳（60 秒）

下面的運動各做 8 次，共做 2 組。

| 側躺抬腿 Side Lying Leg Lifts | 髂脛束抬腿 ITB Leg Lifts | 反手畫圈 Backstroke |

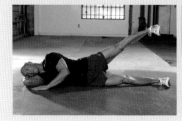 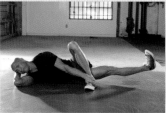 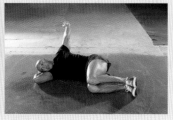

WORKOUT
做 60 秒，不休息

下犬式伏地挺身 Double Fun Glide

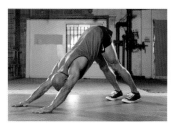 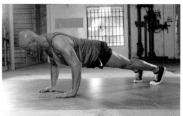 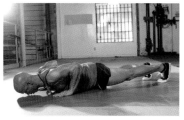

正反手引體向上
Alternating Grip Pull Up

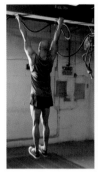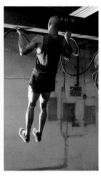

深蹲到羅馬尼亞硬舉 Squat to Romanian Dead Lift
（可選擇負重）

如圖所示，如果有輕一點的重量，可以舉高靠在胸前，然後做這個動作。

雙腳打開到髖關節到肩膀的寬度，保持平行。負重時的動作都一樣，除了手臂的姿勢以外。每做完一次，身體一定要站直，用一點時間做到最完美的深蹲和羅馬尼亞硬舉。

如果沒有重量，手臂放在展臂深蹲和流線羅馬尼亞硬舉的位置。

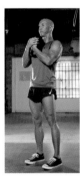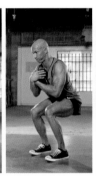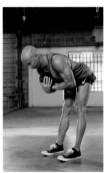

緩和
蜘蛛人 A 字撐地 Spiderman A-frames（左右各 8 次，動作要慢）

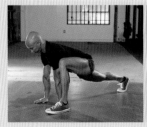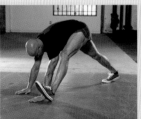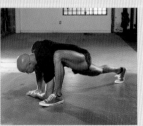

暖身

原地踏步（60 秒）

每個動作 8 次，共做 2 組。

髖部畫圈 Hip Circles	扭轉伸手 Twist and Reach	單膝跪姿超人式 Pointers

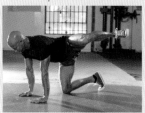
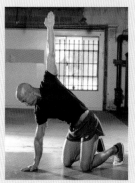
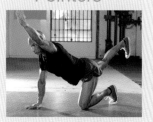

WORKOUT

做 45 秒，休息 15 秒

掌撐側平板兩次著地 Double Drop

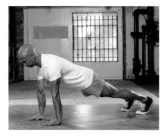
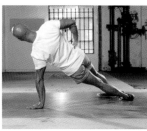
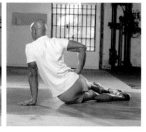

屈膝抬腿跑 High Knee Run

提示：跑步時，我希望你用盡全身的力氣。記得嗎，400 公尺短跑的世界紀錄只用了 43.03 秒！心裡想著你要破那個紀錄！

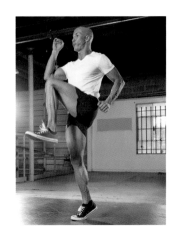

蹲撐跳 Jump Thrust

提示：保持放鬆，注意姿勢。

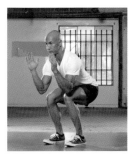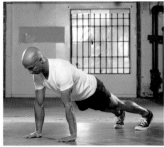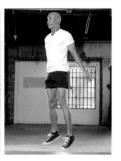

緩和
蜘蛛人手臂繞圈 Spiderman Arm Circles（左右各 8 次）

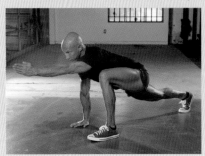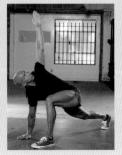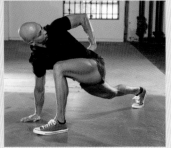

暖身

開合跳（60 秒）

下面的運動各做 8 次，共做 2 組。

側躺抬腿 Side Lying Leg Lifts

髂脛束抬腿 ITB Leg Lifts

反手畫圈 Backstroke

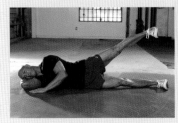
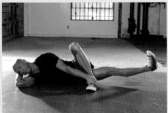
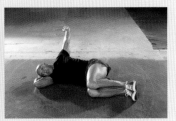

WORKOUT

做 60 秒，不休息

側平板彈跳 Starfish Bounce

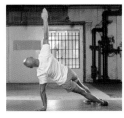
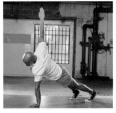
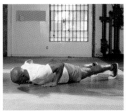
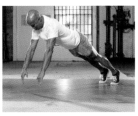

單腳讓我起來 Tripod Let Me Up

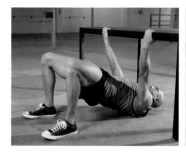
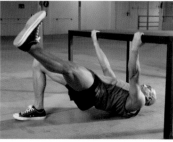
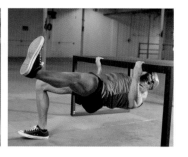

側蹲 Side Squat（可選擇負重）

如果有輕一點的重量，可以舉高靠在胸前，然後做這個動作。

側蹲時，臀部壓低，挺胸。雙腳保持平行，彎曲的膝蓋和腳朝著同一個方向。

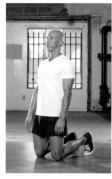
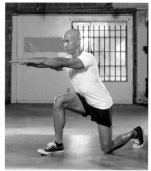
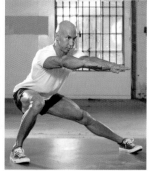

緩和
前彎高舉 Bloomers（8 次，動作要慢）

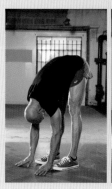
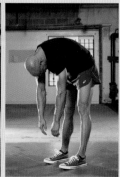
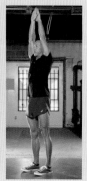

暖身

原地踏步（60 秒）

每個動作 8 次，共做 2 組。

髖部畫圈
Hip Circles

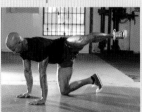

扭轉伸手
Twist and Reach

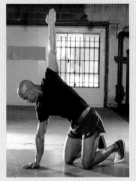

單膝跪姿超人式
Pointers

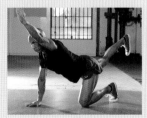

WORKOUT

做 50 秒，休息 10 秒

單邊曲腿捲腹 Bent Leg Crunch

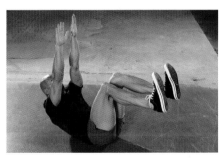 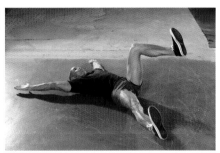

側抬踢 Side Kick

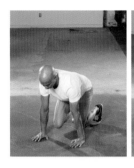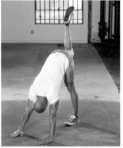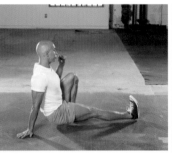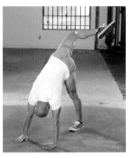

羅馬尼亞硬舉到深蹲 Romanian Dead Lift to Squat

提示：從流線換到展臂姿勢時，手臂記得要伸直。完全伸展，指尖用力，彷彿要從指尖射出閃電。

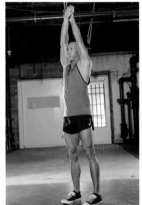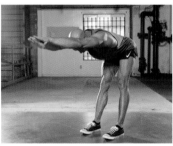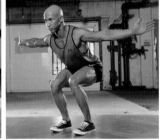

緩和
開髖伸手 Straddle Reach（左右各 8 次）

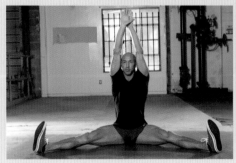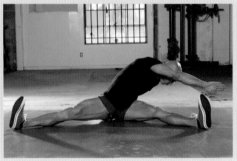

暖身

開合跳（60 秒）

下面的運動各做 8 次，共做 2 組。

側躺抬腿 Side Lying Leg Lifts	髂脛束抬腿 ITB Leg Lifts	反手畫圈 Backstroke
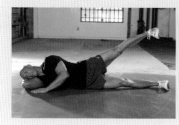	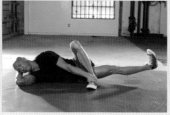	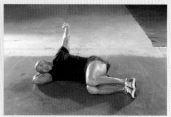

WORKOUT

做 60 秒，不休息

俯衝 Dive Bomber

提示：記著，到每個動作的最高點時，雙腿完全伸直，膝蓋落地，胸口壓向雙腳的方向，好好伸展。

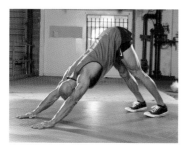
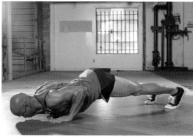
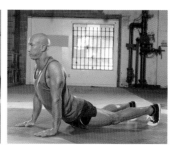

正反手引體向上 Alternating Grip Pull Up

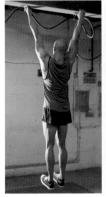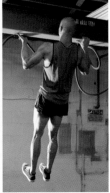

流線保加利亞分腿蹲 Streamline Bulgarian Split Squats
（可選擇負重）

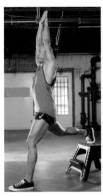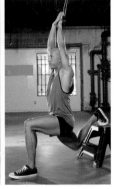

緩和
等長鴿式伸展 Isometric Pigeon Stretch
（左右各 8 次，每次 10 秒）

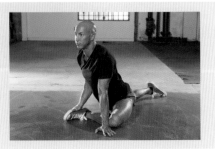

暖身

原地踏步（60 秒）

每個動作 8 次，共做 2 組。

| 髖部畫圈
Hip Circles | 扭轉伸手
Twist and Reach | 單膝跪姿超人式
Pointers |

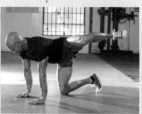
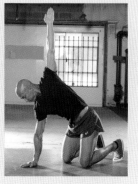
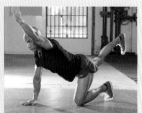

WORKOUT

做 50 秒，休息 10 秒

單邊直腿捲腹 Straight Leg Crunch

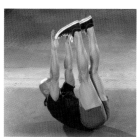
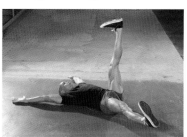

高抬腿跳 High Knee Skip

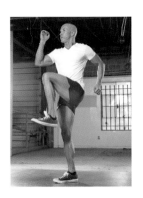

下沉撐體 Drop Thrust

提示：把腿往後踢，下沉到伏地挺身的最低點時，全身要保持一直線。此外，深蹲的動作也要做到完美。這樣能增加力量，也能養成習慣，避免傷害。

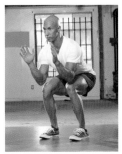 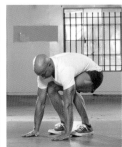 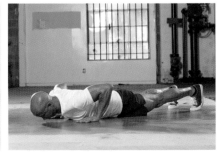

緩和
髖部捲動 Hip Rolls（8次，動作要慢）

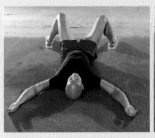 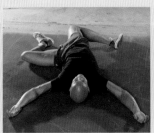 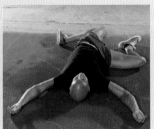

暖身

開合跳（60 秒）

下面的運動各做 8 次，共做 2 組。

側躺抬腿 Side Lying Leg Lifts	髂脛束抬腿 ITB Leg Lifts	反手畫圈 Backstroke

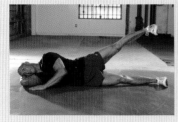 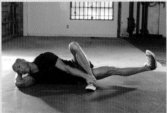 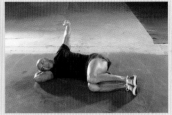

WORKOUT

做 60 秒，不休息

單腳伏地挺身 Tripod Press

提示：下沉到地面，在把自己推上來以前，你會趴在地上。

每次升到最高點和下沉時，身體就像一支箭一樣筆直。往上推的時候，也要保持這個姿勢。如果做不到，可以蠕動著推起，做好反向動作。

身體的姿勢比較重要，不是次數！

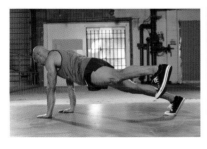 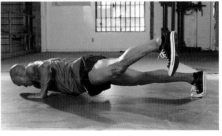

讓我進去 Let Me Ins

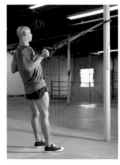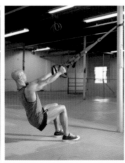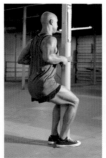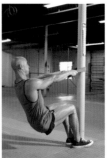

左右哥薩克 Side-to-Side Cossack（可選擇負重）

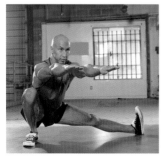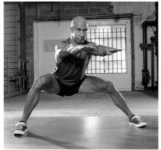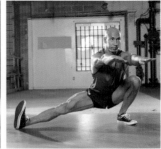

緩和

蜘蛛人 A 字撐地 Spiderman A-frames（左右各 8 次，動作要慢）

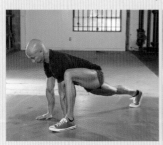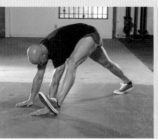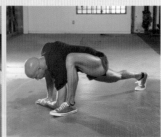

暖身

原地踏步（60 秒）

每個動作 8 次，共做 2 組。

髖部畫圈 Hip Circles	扭轉伸手 Twist and Reach	單膝跪姿超人式 Pointers

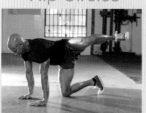 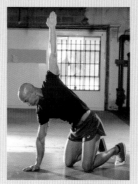 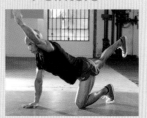

WORKOUT

做 50 秒，休息 10 秒

Y 字形轉動 Y Cuff

提示：手臂呈 Y 字形的時候盡量伸直，同時吐氣，繃緊臀肌，肚臍貼向脊椎。

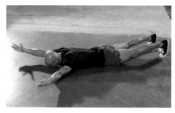 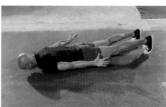 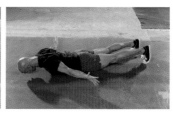

單邊曲腿捲腹 Bent Leg Crunch

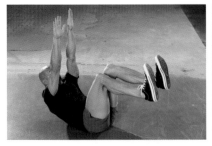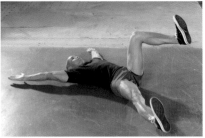

展臂深蹲 T-arm Squat

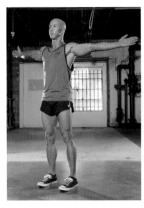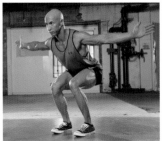

緩和
蜘蛛人手臂繞圈 Spiderman Arm Circles（左右各 8 次）

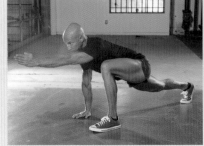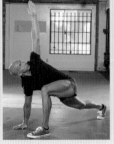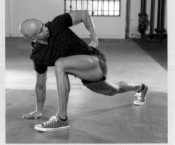

暖身

開合跳（60 秒）

下面的運動各做 8 次，共做 2 組。

側躺抬腿 Side Lying Leg Lifts	髂脛束抬腿 ITB Leg Lifts	反手畫圈 Backstroke

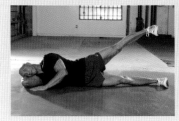 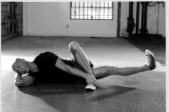 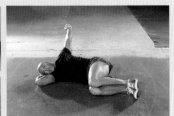

WORKOUT

做 60 秒，不休息

單腳伏地挺身 Tripod Press

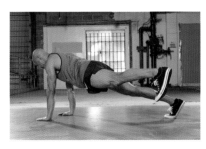 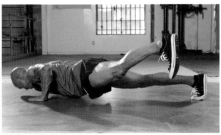

正反手引體向上 Alternating Grip Pull Up

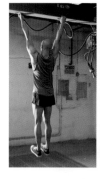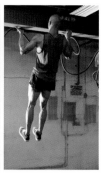

跪姿抬膝 Stork Stance（可選擇負重）

做這個動作時，把重量靠在胸口會非常有益。挺胸，身體中段繃緊。做跪姿和站姿時盡量抬高身體。在雙膝跪姿、單跪姿和跪姿抬膝中間轉換時，步伐要大！

負重時轉換重心，應該是改善整體力量和穩定性最有效的方法，因為我們幾乎每個動作都會有側向的重心移動，例如走路、跑步、打擊和拋擲。跪姿抬膝去掉不需要的移動，有助於增進這方面的能力。

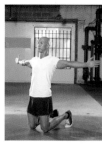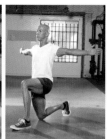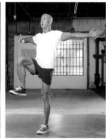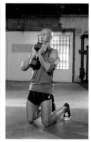

緩和
前彎高舉 Bloomers（8次，動作要慢）

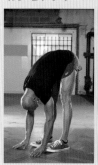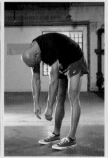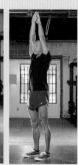

暖身

原地踏步（60 秒）

每個動作 8 次，共做 2 組。

| 髖部畫圈
Hip Circles | 扭轉伸手
Twist and Reach | 單膝跪姿超人式
Pointers |

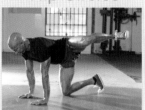 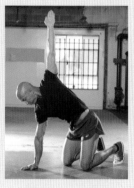 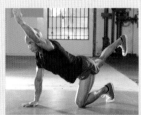

WORKOUT

做 50 秒，休息 10 秒

展臂伸手 T-arm Reach

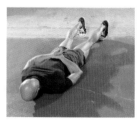 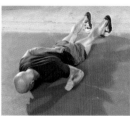 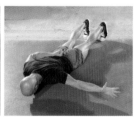 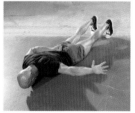

高抬腿跳 High Knee Skip

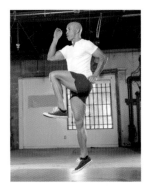

羅馬尼亞硬舉到深蹲
Romanian Dead Lift to Squat

提示：呼吸保持協調！

前彎時吸氣；下沉到深蹲姿勢時用力吐氣。

回到羅馬尼亞硬舉的最低點時，吸氣，站直身體時用力
吐氣。

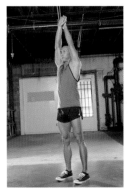
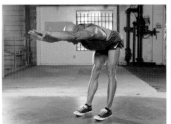
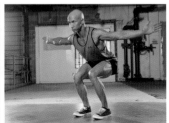

緩和
開髖伸手 Straddle Reach（左右各 8 次）

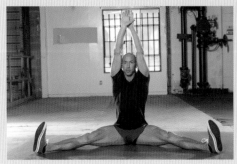
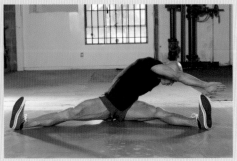

暖身

開合跳（60秒）

下面的運動各做8次，共做2組。

| 側躺抬腿 Side Lying Leg Lifts | 髂脛束抬腿 ITB Leg Lifts | 反手畫圈 Backstroke |

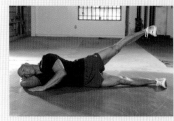 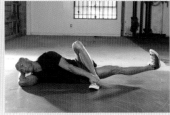 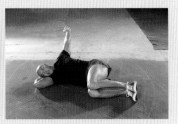

WORKOUT

做 60 秒，不休息

下犬式伏地挺身 Double Fun Glide

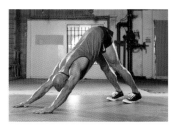 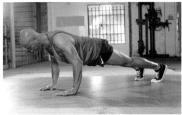 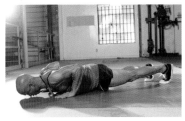

讓我起來 Let Me Ups

提示：臀部抬高，收緊腹部，頭部放在適當的位置，才能讓身體保持
一直線。

接下來，每做一次都要直線下沉。

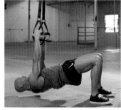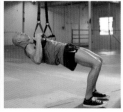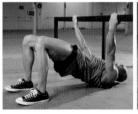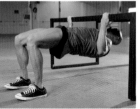

流線羅馬尼亞硬舉 Streamline Romanian Dead Lift
（可選擇負重）

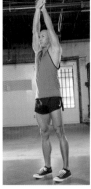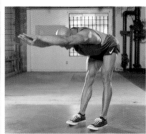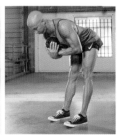

緩和
等長鴿式伸展 Isometric
Pigeon Stretch
（左右各 8 次，每次 10 秒）

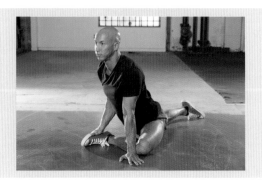

暖身

原地踏步（60 秒）

每個動作 8 次，共做 2 組。

髖部畫圈 Hip Circles	扭轉伸手 Twist and Reach	單膝跪姿超人式 Pointers

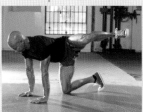
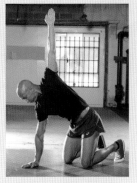
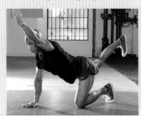

WORKOUT

做 50 秒，休息 10 秒

手臂畫圈 Arm Haulers

提示：雙臂過頭的時候吐氣。

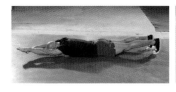
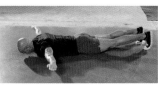
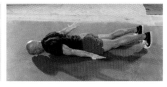

側抬踢 Side Kick

提示：做跪姿踢腿和側抬踢時吐氣。

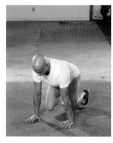 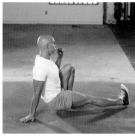 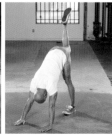 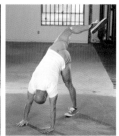

深蹲到羅馬尼亞硬舉 Squat to Romanian Dead Lift

提示：呼吸要跟其他的動作保持協調。蹲下時吸氣。轉換到羅馬尼亞硬舉的最低點時吐氣。

回到展臂深蹲最低點時吸氣。站直身體時用力吐氣。

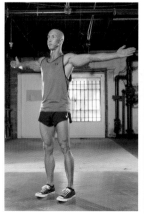 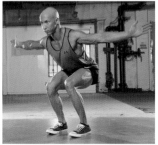 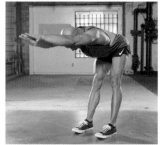

緩和
髖部捲動 Hip Rolls（8 次，動作要慢）

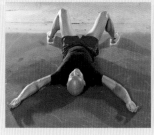 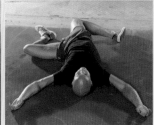 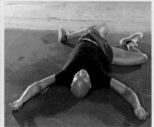

做完了！你真的做到了！

我們在特種部隊裡會大喊 HOOYA！意思是「多給我一點！」

如果想要更多，你可以無止境地重複第三個和第四個週期。下面是繼續進步的祕訣：

---

1. 增加每個動作的次數。
2. 提升動作品質。控制每個身體部位保持在確切的適當位置，才會進步。

   再說一次，完美的表現＝完美的體格。

不過，先休息一個星期！好好玩吧！

你可以到 marklauren.com/strongandlean 向我們展現你的成果。

能動就動。好好散幾次步，下一個星期再從週期 3 開始！

養成良好習慣。

保持完美體態。

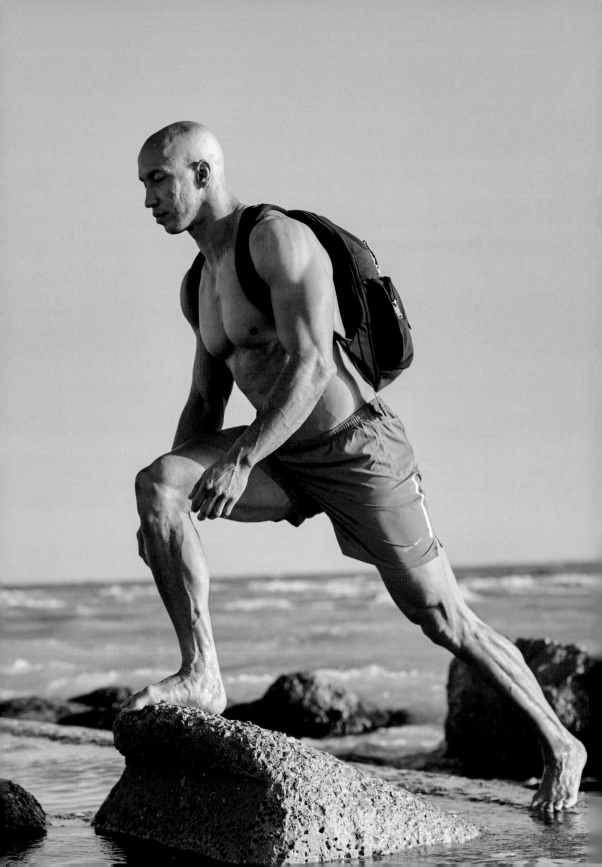

致謝

我們兩人都想感謝我們的編輯丹妮拉‧拉普（Daniela Rapp），除了幫我們實現願景，也跟我們合作愉快。

約書亞：我要感謝海軍裡的老弟兄萊頓（Leighton），幾年前他告訴我，「市面上該有一本徒手訓練的書！」

最重要的是，我要感謝我的母親，全世界最強壯的女性，她堅定支持我的創作夢想。

馬克：這些訓練方案能創造出來，是大家合作的結果。我要感謝拉斐爾‧瑞茲跟我的大師教練莉亞‧巴登霍普（Lea Badenhoop）及克里斯多福‧歐特（Christopher Alt），他們一直支持我。泰國的朋友也要好好感謝一番。泰國文化燃起了我的好奇心，我的學習速度飛快提升，也讓我懂得去欣賞必要的基本事物。

國家圖書館出版品預行編目資料

Strong & Lean你的身體就是最好的健身房：9分鐘全身肌群精實訓練/馬克.羅倫(Mark
Lauren), 約書亞.克拉克(Joshua Clark)著 ; 嚴麗娟譯.-- 初版.-- 臺北市 : 商周出版 : 英屬
蓋曼群島商家庭傳媒股份有限公司城邦分公司發行, 2021.10
面 ; 公分.-- (Live & Learn ; 92)

譯自 : Strong and lean : 9-minute daily workouts to build your best body@@no equipment,
anywhere, anytime

ISBN 978-626-7012-21-5 ((平裝)

1.健身運動 2.運動訓練

411.711   110010828

Strong & Lean 你的身體就是最好的健身房：9分鐘全身肌群精實訓練
Strong & Lean. 9-Minute Daily Workouts to Build Your Best Body: No Equipment, Anywhere, Anytime

作　　　者／馬克‧羅倫（Mark Lauren）、約書亞‧克拉克（Joshua Clark）
譯　　　者／嚴麗娟
責 任 編 輯／余筱嵐

版　　　權／劉鎔慈、吳亭儀、林易萱
行 銷 業 務／林秀津、周佑潔、劉治良
總　編　輯／程鳳儀
總　經　理／彭之琬
發　行　人／何飛鵬
法 律 顧 問／元禾法律事務所　王子文律師
出　　　版／商周出版
　　　　　　台北市 104 民生東路二段 141 號 9 樓
　　　　　　電話：(02) 25007008　傳真：(02)25007759
　　　　　　E-mail：bwp.service@cite.com.tw
　　　　　　Blog：http://bwp25007008.pixnet.net/blog
發　　　行／英屬蓋曼群島商家庭傳媒股份有限公司 城邦分公司
　　　　　　台北市中山區民生東路二段 141 號 2 樓
　　　　　　書虫客服服務專線：02-25007718；25007719
　　　　　　服務時間：週一至週五上午 09:30-12:00；下午 13:30-17:00
　　　　　　24 小時傳真專線：02-25001990；25001991
　　　　　　劃撥帳號：19863813；戶名：書虫股份有限公司
　　　　　　讀者服務信箱：service@readingclub.com.tw
　　　　　　城邦讀書花園：www.cite.com.tw
香港發行所／城邦（香港）出版集團有限公司
　　　　　　香港灣仔駱克道 193 號東超商業中心 1 樓；E-mail：hkcite@biznetvigator.com
　　　　　　電話：(852) 25086231　傳真：(852) 25789337
馬新發行所／城邦（馬新）出版集團 Cite (M) Sdn. Bhd.
　　　　　　41, Jalan Radin Anum, Bandar Baru Sri Petaling, 57000 Kuala Lumpur, Malaysia.
　　　　　　Tel: (603) 90578822　Fax: (603) 90576622　Email: cite@cite.com.my

封 面 設 計／徐璽設計工作室
排　　　版／極翔企業有限公司
印　　　刷／韋懋實業有限公司
總　經　銷／聯合發行股份有限公司
　　　　　　電話：(02)2917-8022　傳真：(02)2911-0053
　　　　　　地址：新北市 231 新店區寶橋路 235 巷 6 弄 6 號 2 樓

■ 2021 年 10 月 28 日初版　　　　　　　　　　　　　　Printed in Taiwan
定價 520 元

城邦讀書花園
www.cite.com.tw

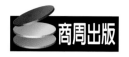

廣 告 回 函
北區郵政管理登記證
北臺字第000791號
郵資已付，免貼郵票

104　台北市民生東路二段141號2樓

英屬蓋曼群島商家庭傳媒股份有限公司城邦分公司　收

- -

請沿虛線對摺，謝謝！

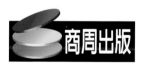

書號：BH6092	書名：Strong & Lean 你的身體就是最好的健身房	編碼：

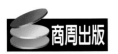

讀者回函卡

感謝您購買我們出版的書籍！請費心填寫此回函卡，我們將不定期寄上城邦集團最新的出版訊息。

線上版讀者回函卡

姓名：＿＿＿＿＿＿＿＿＿＿＿＿＿＿＿　性別：□男　□女

生日：西元＿＿＿＿＿＿年＿＿＿＿月＿＿＿＿日

地址：＿＿＿＿＿＿＿＿＿＿＿＿＿＿＿＿＿＿＿＿＿

聯絡電話：＿＿＿＿＿＿＿＿　傳真：＿＿＿＿＿＿＿

E-mail：

學歷：□ 1. 小學 □ 2. 國中 □ 3. 高中 □ 4. 大學 □ 5. 研究所以上

職業：□ 1. 學生 □ 2. 軍公教 □ 3. 服務 □ 4. 金融 □ 5. 製造 □ 6. 資訊

　　　□ 7. 傳播 □ 8. 自由業 □ 9. 農漁牧 □ 10. 家管 □ 11. 退休

　　　□ 12. 其他＿＿＿＿＿＿＿＿＿＿＿＿＿＿＿＿

您從何種方式得知本書消息？

　　　□ 1. 書店 □ 2. 網路 □ 3. 報紙 □ 4. 雜誌 □ 5. 廣播 □ 6. 電視

　　　□ 7. 親友推薦 □ 8. 其他＿＿＿＿＿＿＿＿＿＿

您通常以何種方式購書？

　　　□ 1. 書店 □ 2. 網路 □ 3. 傳真訂購 □ 4. 郵局劃撥 □ 5. 其他＿＿＿

您喜歡閱讀那些類別的書籍？

　　　□ 1. 財經商業 □ 2. 自然科學 □ 3. 歷史 □ 4. 法律 □ 5. 文學

　　　□ 6. 休閒旅遊 □ 7. 小說 □ 8. 人物傳記 □ 9. 生活、勵志 □ 10. 其他

對我們的建議：＿＿＿＿＿＿＿＿＿＿＿＿＿＿＿＿

＿＿＿＿＿＿＿＿＿＿＿＿＿＿＿＿＿＿＿＿＿